Yodo

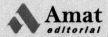

Amat Editorial, sello editorial especializado en la publicación de temas que ayudan a que tu vida sea cada día mejor. Con más de 400 títulos en catálogo, ofrece respuestas y soluciones en las temáticas:

- Educación y familia.
- Alimentación y nutrición.
- Salud y bienestar.
- Desarrollo y superación personal.
- Amor y pareja.
- Deporte, fitness y tiempo libre.
- Mente, cuerpo y espíritu.

E-books:

Todos los títulos disponibles en formato digital están en todas las plataformas del mundo de distribución de e-books.

Manténgase informado:

Únase al grupo de personas interesadas en recibir, de forma totalmente gratuita, información periódica, newsletters de nuestras publicaciones y novedades a través del QR:

Dónde seguirnos:

 | @amateditorial

  | Amat Editorial

Nuestro servicio de atención al cliente:

Teléfono: **+34 934 109 793**

E-mail: **info@profiteditorial.com**

Malini Ghoshal

Yodo

Esencial para el equilibrio del cuerpo

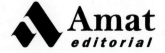

© Malini Ghoshal, 2023
© Profit Editorial I., S.L., 2023
   Amat Editorial es un sello de Profit Editorial I., S.L.
   Travessera de Gràcia, 18-20, 6º 2ª. 08021 Barcelona

Diseño de cubierta: XicArt
Maquetación: Fotocomposición gama, sl

ISBN: 978-84-19341-92-1
Depósito legal: B 17277-2023
Primera edición: Noviembre de 2023

Imágenes: Todas la imágenes son libres de derechos excepto
las de las páginas 21: LHcheM (CC BY-SA 3.0); 43: cedida por el
Dr. Stefan D Slater, autor del artículo «The discovery of thyroid
replacement therapy» (2010); 55: Archives New Zealand (CC BY-
SA 2.0); 115-117: depositphotos

Impresión: Gráficas Rey
Impreso en España - *Printed in Spain*

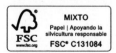

❖ ÍNDICE ❖

Este libro está dedicado a mi madre, Minati Banerjee.
Ma, gracias por ser siempre tan cariñosa y comprensiva.

Este libro también está dedicado a la memoria de mi
padre, Asim Kumar Banerjee.
Ba, gracias por enseñarme los valores de la integridad,
la ética y el trabajo duro.

El material contenido en este libro tiene únicamente fines informativos. No pretende diagnosticar ni tratar ningún problema de salud. No debe interpretarse como asesoramiento médico. Los errores u omisiones que pueda albergar son involuntarios.

Si tienes preguntas sobre tu salud, incluida la carencia o el exceso de yodo, consulta a un médico clínico experimentado o a un endocrinólogo para obtener más información.

Las afecciones, síntomas, diagnósticos y tratamientos presentados en el libro se utilizan solo con fines de información general. No constituyen una lista exhaustiva de todas las posibles situaciones generadas por las afecciones relacionadas con la tiroides o de los escenarios marcados por el desequilibrio en los índices de yodo.

El papel del yodo en la salud está evolucionando y es posible que dispongamos de nuevas investigaciones tras la impresión de este libro. Consulta siempre a tu médico antes de tomar cualquier suplemento o producto de venta libre.

En muchos países, los suplementos no están bien regulados por los órganos competentes, y el contenido en yodo de los distintos productos puede variar mucho. Los suplementos también pueden interaccionar con medicamentos que ya estés tomando o provocar efectos secundarios. Si te recomiendan un suplemento de yodo, pide a tu médico o farmacéutico más información sobre los suplementos de yodo y las dosis adecuadas.

El yodo tiene potentes efectos en el organismo. Es un oligoelemento necesario para que la glándula tiroides produzca hormonas tiroideas. Las hormonas tiroideas son vitales para prácticamente todos los aspectos del desarrollo humano. Si estás leyendo este libro, es probable que sientas curiosidad por el papel del yodo en tu propia salud.

Existen multitud de páginas web, libros y vídeos sobre los efectos del exceso o la carencia de yodo y su impacto en la salud. Quizá te preguntes en qué se diferencia este libro. *Yodo* adopta un enfoque mesurado basado en evidencias para explicar por qué el yodo es crucial para tu salud. El libro expondrá con claridad todos aquellos datos relativos a la conexión del yodo con la función tiroidea normal.

La carencia de yodo sigue siendo bastante común en muchas partes del planeta. Los estudios indican que unos cincuenta millones de personas en todo el mundo muestran signos clínicos de carencia. El yodo es especialmente importante durante el embarazo para el desarrollo del feto. Y la carencia de yodo está reconocida como la causa evitable más frecuente de trastornos del desarrollo cerebral.[1] Los cambios en los niveles de yodo, incluido el exceso, pueden alterar la función tiroidea y provocar trastornos relacionados con la tiroides.

El yodo es un mineral natural que se encuentra en el suelo y en algunas masas de agua. Tu dieta y tu lugar de residencia, junto a factores genéticos, medioambientales e incluso etnoculturales, pueden influir en tus niveles de yodo.

El organismo depende de fuentes externas, como los alimentos o los suplementos dietéticos, para satisfacer sus necesidades de yodo. Por lo tanto, entender cómo afecta la dieta a la función tiroidea es crucial para mantener unos niveles de yodo equilibrados.

Si sientes curiosidad por la relación entre el yodo y tu salud, has llegado al lugar adecuado para encontrar respuestas. El presente manual describe quiénes corren el riesgo de sufrir un desequilibrio en sus niveles de yodo, los signos que deben buscarse y qué hacer para corregir dicho desequilibrio. Exploraremos por qué tu cuerpo necesita yodo y cómo los cambios en los niveles de yodo (hacia arriba o hacia abajo) afectan a tu cuerpo.

¿Sabías que las necesidades de yodo no son constantes? A lo largo de la vida, las demandas de yodo del organismo van cambiando para favorecer el desarrollo y el crecimiento. En determinados momentos se hace necesaria una mayor cantidad de yodo. Por ejemplo, durante el embarazo y la lactancia se necesita más yodo para favorecer el desarrollo del feto y del bebé.

En este libro encontrarás información valiosa sobre las fuentes alimentarias más comunes de yodo y cómo determinados tipos de dieta, como la vegana, pueden afectar a los niveles de yodo a largo plazo. El libro también revisará las orientaciones relacionadas con el yodo por franjas de edad y explorará los beneficios del equilibrio en los niveles de yodo para la salud y el bienestar.

Hay mucho que entender y aprender sobre el yodo, incluidas sus diversas formas y usos. Existen diferencias entre el yodo tópico, los suplementos dietéticos, los medicamentos recetados y el yodo radiactivo (radioyodo), y en la manera en que se utiliza cada uno de ellos. En este libro nos centraremos principalmente en el papel del yodo en el funcionamiento normal de la tiroides.

El objetivo de este libro es aumentar tu comprensión de la importancia de mantener una cantidad suficiente de yodo. Hablaremos de cuándo debes consultar a tu médico para comprobar tus niveles de yodo y de cómo suplementarte con yodo de forma segura. Si esto ha despertado tu interés acerca de este poderoso micronutriente, sumérgete y aprende más en *Yodo*.

1

DATOS SOBRE
EL YODO

Puntos clave

∝ El yodo es un micronutriente esencial que el organismo necesita para funcionar con normalidad.

∝ Es un compuesto halogenado no metálico.

∝ El yodo es un mineral que se encuentra de forma natural en el suelo, el agua de mar y las rocas en cantidades ínfimas.

∝ La glándula tiroides necesita yodo para producir hormonas tiroideas.

Aunque es posible que no hayas reflexionado demasiado sobre el yodo, hay mucho que considerar sobre su papel en tu salud diaria. El cuerpo necesita este nutriente esencial para que la glándula tiroides produzca hormonas tiroideas. Tú no puedes producir yodo por ti mismo: todo el yodo que tu cuerpo necesita debe proceder de fuentes externas, como los alimentos que consumes. Sin embargo, las fuentes alimentarias de yodo no son constantes ni fáciles de medir, por lo que es difícil calcular la cantidad que se ingiere. En algunos casos, esto puede provocar problemas relacionados con los niveles de yodo.

Cuando no se ingiere suficiente yodo, con el tiempo se produce una carencia de este elemento. Y, a la inversa, si se ingiere demasiado yodo a través de ciertos alimentos o mediante la toma de suplementos dietéticos, ello también puede alterar el funcionamiento normal de la glándula tiroides. Es un equilibrio delicado que conviene comprender.

Los cambios en tus niveles de yodo pueden ejercer un gran impacto en la manera en que tu glándula tiroides produce hormonas tiroideas. Si tus niveles de yodo son bajos, puedes desarrollar trastornos tiroideos derivados de una tiroides hiperactiva o hipoactiva. Esto puede afectar a tu energía, peso, metabolismo, ritmo cardiaco, presión arterial y muchas otras funciones corporales esenciales.

Afecciones tiroideas como el bocio (agrandamiento de la glándula tiroides) se han documentado a lo largo de la historia en todo el mundo. El descubrimiento del yodo y su relación con la función tiroidea y el bocio supuso un gran avance.

En este capítulo realizaremos un análisis detallado acerca de qué es el yodo y por qué lo necesitamos. También hablaremos de las fuentes naturales de yodo y explicaremos cómo los cambios medioambientales presentes en todo el mundo están contribuyendo a que los niveles de yodo en los alimentos sean impredecibles.

¿QUÉ ES EL YODO?

El yodo es un oligoelemento natural que se encuentra en algunos tipos de suelo, formaciones rocosas y masas de agua salada como océanos y mares. Es un halógeno no metálico estable que aparece en la tabla periódica de los elementos con el símbolo I. Su número atómico es 53 y su peso atómico 126,90.[2] Es el más pesado de los elementos halógenos. Otros elementos halógenos comunes son el bromo, el cloro y el flúor.

Los halógenos tienen muchas propiedades útiles que los convierten en ingredientes esenciales de los productos que utilizamos a diario. Los halógenos reaccionan químicamente con distintos elementos, como con el hidrógeno para formar ácidos y con el sodio para formar sales.

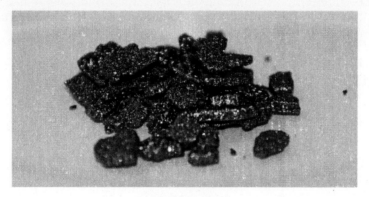

Yodo elemental

Los halógenos se utilizan para fabricar desde productos domésticos, incluido el papel, hasta productos de limpieza, ingredientes para distintos tipos de productos industriales y farmacéuticos o aditivos alimentarios. Por ejemplo, el yodo reacciona con el sodio y el potasio para formar yoduro sódico y yoduro potásico. Probablemente estés familiarizado con la sal yodada. Se trata de una forma habitual de añadir yodo como suplemento nutricional para prevenir la carencia de yodo en la población general. En el capítulo sobre la historia del yodo explicaremos con más detalle cómo se introdujo la yodación de la sal para prevenir la carencia de yodo.

La forma sólida del yodo es de color negro grisáceo y tiene un olor fuerte y penetrante. Es solo ligeramente soluble en agua. Las formas líquida y vaporizada del yodo son de color púrpura intenso. El yodo es peligroso en formas concentradas, y su ingestión o inhalación o el contacto con la piel pueden causar irritación, erupciones, quemaduras, ojos llorosos, secreción nasal, dolor de cabeza y otras reacciones graves.[3]

El yodo tiene múltiples usos. Es bien conocido en la fabricación de tintes, en fotografía y como agente de contraste en la obtención de imágenes por escáner, como en el caso de la tomografía computarizada (TC). También se añade a los piensos y se utiliza como purificador del agua y desinfectante. El yodo tópico es un antiséptico eficaz y resulta útil para limpiar heridas. Por ejemplo, una disolución de yodo al 1% puede matar en 90 segundos el 90% de las bacterias que entren en contacto con aquella.[4]

En la presente obra nos centraremos principalmente en los usos médicos del yodo y en las repercusiones del yodo en la salud de tu tiroides.

FUENTES NATURALES DE YODO

El yodo se halla presente en numerosas fuentes naturales como el suelo, las plantas, el agua y las rocas. Sin embargo, en la naturaleza se encuentra combinado con otras sustancias y no en estado puro. Además, estas fuentes no contienen grandes cantidades del mineral. Las mayores cantidades de yodo natural se encuentran sobre todo en el agua salada, como la de los océanos, pero incluso ahí sigue sin presentar la concentración necesaria para la mayoría de los usos comerciales del yodo. Las algas marinas, las esponjas marinas y el coral son buenas fuentes de yodo natural. El yodo destinado al consumo humano solo representa alrededor del 3% de su uso en todo el mundo.

Como ya se ha mencionado, el yodo tiene muchos usos comerciales. Estos requieren una concentración de yodo muy superior a la que proporcionan las fuentes naturales. Por ejemplo, ¿sabías que uno de los usos más populares del yodo es para la fabricación de medios de contraste para productos médicos de imagen por escáner tales como los rayos X? De hecho, el 22% del yodo se utiliza solo para este fin.

En la actualidad, la mayor parte del yodo de uso comercial procede de salmueras de petróleo subterráneas situadas en Japón y de un tipo de roca sedimentaria llamada caliche y originaria de Chile.

Ahora bien, probablemente sientas más curiosidad por saber cuáles son las mejores fuentes de yodo para uso humano. ¿De dónde obtenemos el yodo para producir hormonas tiroideas? Recordemos que nuestro cuerpo no puede producir yodo.

Dependemos principalmente de los alimentos y de los suplementos para obtener el yodo que nuestro cuerpo necesita para evitar problemas de tiroides. El yodo se encuentra en muchos tipos de alimentos, pero la cantidad diaria no es una ciencia exacta. Las fuentes alimentarias de yodo pueden variar en función de la tierra en la que se cultivan dichos alimentos, el procesamiento químico y los aditivos alimentarios. El contenido en yodo del suelo también varía en función de la región geográfica en la que se vive y de otros factores medioambientales. Por ello, en 1993, la Organización Mundial de la Salud (OMS) y el Fondo de las Naciones Unidas para la Infancia (UNICEF) recomendaron a los países de todo el mundo que añadieran yodo a la sal de mesa como forma sencilla de reducir los riesgos de carencia de yodo y bocio endémico en las poblaciones humanas. Pero la yodación de la sal sigue planteando problemas y discrepancias en todo el mundo. Hablaremos de ello más adelante.

Las plantas marinas, como las algas, y los mariscos, como las ostras y los crustáceos, absorben el yodo del agua del mar o del océano. Estos alimentos de origen acuático son algunos de los más ricos en yodo. Sin embargo, consumir demasiados alimentos de este tipo puede provocar un exceso de yodo y aumentar el riesgo de problemas de tiroides. Los productos lácteos son otra buena fuente de yodo. Sin embargo, al igual que ocurre con otras fuentes alimentarias de yodo, las cantidades de este mineral que se encuentran en los distintos productos lácteos pueden variar mucho. Y quienes evitan los lácteos corren un mayor riesgo de padecer carencia de yodo si no los sustituyen por otra buena fuente que permita mantener unos niveles adecuados.

En pocas palabras, los alimentos cultivados en suelos ricos en yodo son la forma más fácil de obtener pequeñas cantidades diarias de yodo. El problema es que los daños medioambientales han reducido los niveles de yodo del suelo en muchas zonas. Esto afecta especialmente a las regiones montañosas y a las zonas propensas a inundaciones frecuentes. Los cultivos que crecen en estos tipos de suelo no contienen mucho yodo. Con el tiempo, las personas que viven en estas zonas pueden desarrollar una carencia de yodo al no ingerirlo en suficiente medida a través de la dieta. Las plantas suelen ser una fuente pobre de yodo.

Por lo tanto, aunque ingieras yodo de muchas fuentes naturales distintas, la cantidad que estás recibiendo es difícil de medir y puede ser inadecuada. Además, la mayoría de los alimentos y bebidas naturales que contienen yodo no son suficientes para corregir carencias importantes. Por otra parte, consumir en exceso un tipo de alimento rico en yodo, como las algas marinas, puede conducir a una ingesta excesiva de este elemento.

En todo el mundo, durante los últimos siglos, los daños medioambientales provocados por las inundaciones, la erosión del suelo y el uso de pesticidas han mermado los niveles naturales de yodo.

Aunque la mayoría de las personas ingieren la cantidad de yodo que necesitan para una función tiroidea normal, algunas tienen un mayor riesgo de sufrir trastornos tiroideos. Sin una dieta adecuada en yodo, su tiroides trabajará poco o demasiado para producir hormonas tiroideas. Si no se corrigen, ambas situaciones causarán a largo plazo múltiples problemas de salud relacionados con el yodo.

¿POR QUÉ NECESITAMOS YODO?

Tu cuerpo necesita yodo para un crecimiento, metabolismo y desarrollo normales en cada etapa de tu vida. El yodo es absorbido por el organismo a través del estómago y el intestino delgado y, a continuación, es transportado a la glándula tiroides. La glándula tiroides es un diminuto órgano con forma de mariposa que se encuentra bajo la piel en la parte inferior delantera del cuello. La glándula contiene dos lóbulos conectados por una banda de tejido llamada *istmo*. Estos lóbulos tienen pequeños sacos llamados *folículos* que almacenan hormonas tiroideas. Hay dos tipos diferentes de células tiroideas: las llamadas *foliculares* y las *parafoliculares*.

Las células foliculares de la tiroides se encargan de producir los dos tipos principales de hormonas tiroideas: *tiroxina* (T4) y *triyodotironina* (T3). La T4 tiene cuatro átomos de yodo unidos, mientras que la T3 tiene tres. Estas hormonas forman parte del sistema endocrino. El sistema endocrino está formado por glándulas del cuerpo que producen y liberan hormonas esenciales para regular el metabolismo y las actividades a nivel celular.

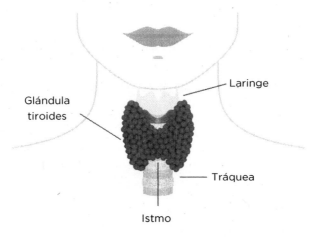

Glándula tiroides

El segundo tipo de tejido celular tiroideo es el formado por las denominadas células parafoliculares o células C. Estas células ayudan a producir la hormona *calcitonina*. Esta hormona se encarga de regular la cantidad de calcio y fosfato en la sangre. La calcitonina contribuye al metabolismo óseo y a otros procesos corporales.

Las hormonas tiroideas se liberan en el torrente sanguíneo cuando son necesarias para diversas actividades celulares. Ayudan a regular diferentes sistemas corporales tales como la temperatura, la energía y el metabolismo. Por ejemplo, si las hormonas tiroideas no funcionan correctamente, puedes experimentar cansancio, tener problemas de concentración, sufrir pérdida de cabello y sequedad en la piel o padecer problemas relacionados con órganos, huesos y músculos.

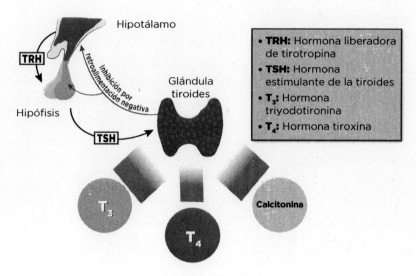

Hormonas tiroideas

Las necesidades de hormonas tiroideas por parte de tu cuerpo cambian con el tiempo. La cantidad que se produce y se libera depende de un complejo sistema de señalización situado en el cerebro. Se trata de un *bucle continuo de retroalimentación negativa* entre el hipotálamo, la hipófisis y la glándula tiroides.

Cuando el cuerpo necesita hormonas tiroideas, el hipotálamo envía una señal para liberar la hormona liberadora de tirotropina, que a su vez indica a la hipófisis que produzca la hormona estimulante de la tiroides (TSH, por sus siglas en inglés). Se trata de un bucle de retroalimentación negativa. Un aumento de TSH indica a la glándula tiroides que produzca más hormonas tiroideas. Comprobar tus niveles de TSH en sangre es una de las formas que tiene el médico de averiguar si tu tiroides funciona correctamente.

La glándula tiroides utiliza la proteína *tiroglobulina* para fabricar T4 y T3 y almacenar yodo. La tiroglobulina se fabrica en los folículos de la glándula tiroides. Una vez que la hipófisis libera TSH, la glándula tiroides comienza a fabricar T4, así como T3 en menores cantidades. Aunque la glándula tiroides produce más T4, la mayor parte del tiempo está inactiva.

Para que las hormonas tiroideas realicen su trabajo a nivel celular, deben ser activadas. La T4 se convierte en la forma activa de la hormona tiroidea T3 con la ayuda de ciertas enzimas (proteínas) denominadas *yodotironinas desyodasas*.[5] Actualmente, los científicos han identificado tres enzimas desyodasas (DI01, DI02, DI03). Se encuentran en diferentes cantidades en casi todos los órganos y tejidos del cuerpo.

Cada una tiene funciones diferentes. La DI01 se encarga principalmente de convertir la T4 en T3 activa en la glándula tiroides y también, en menor medida, en los riñones y el hígado. La DI02 se encarga principalmente de producir T3 en las células de todo el cuerpo, incluidos los músculos, los tejidos, los huesos y diversos órganos. La DI03 se muestra activa durante el desarrollo fetal y protege los tejidos de un exceso de hormona tiroidea. Y en los adultos, la DI03 está presente sobre todo en la piel y el sistema nervioso central.

Estas enzimas son cruciales para la señalización de las hormonas tiroideas y la regulación del crecimiento y el desarrollo normales. Aunque los científicos no están seguros de la función exacta de cada tipo de enzima desyodasa, creen que son importantes para garantizar la estabilidad en los niveles de hormonas tiroideas presentes en el organismo y a nivel celular. Estas enzimas permiten que los tejidos disminuyan o aumenten las concentraciones de hormonas tiroideas en función de las necesidades celulares.[6]

Para fabricar hormonas tiroideas, la glándula necesita niveles suficientes de yoduro circulante, que se obtiene a través de la dieta en forma de yoduro, de yodato o de compuesto organoyodado tomado como suplemento.

La cantidad de yodo que necesitamos cambia y depende de la edad. Las mujeres embarazadas y las madres lactantes son las que más yodo necesitan, no solo por su propia salud, sino también por la del feto.

La cantidad de yodo que ingiere una mujer embarazada es fundamental para la salud de su bebé en crecimiento; el yodo es esencial para el desarrollo normal del feto. En las zonas del mundo donde el suelo y el agua son escasos en yodo, las mujeres embarazadas pueden sufrir una grave carencia de este elemento, que puede afectar al desarrollo cerebral de sus bebés y provocarles otros trastornos relacionados con el yodo. Algo que tiene consecuencias para toda la vida.

YODO FRENTE A YODURO

A lo largo de este libro leerás referencias tanto al yodo como al yoduro, y es posible que te preguntes cuál es la diferencia entre ambos términos. Aunque no son intercambiables, están estrechamente relacionados.

El yodo es un elemento disponible en cantidades mínimas en la naturaleza. Como ya se ha mencionado, tiene un número atómico de 53 y es el más pesado de los compuestos halogenados. Tiene una carga eléctrica neutra y no es fácilmente soluble en agua. El yodo en estado puro es muy corrosivo y en contacto directo puede causar quemaduras, irritación y dañar la piel y los tejidos. Suele estar unido a otra entidad química para su uso en humanos.

El yoduro es una entidad química diferente del yodo. Se trata de una molécula iónica de yodo con carga negativa. Se forma cuando el yodo se combina con un elemento cargado positivamente, como el potasio o el sodio, para formar una sal, como el yoduro potásico o el yoduro sódico.

Las formas salinas del yodo son más estables, y la mayoría de los tipos de suplementos de yodo contienen yoduro potásico. La sal yodada, un alimento básico en la dieta de los hogares, se introdujo como un medio sencillo y barato de reducir los índices de bocio y de carencia grave de yodo en todo el mundo. Una vez ingerido el yoduro, el organismo tiene que descomponerlo para poder utilizar el yodo.

El lugol (o disolución de Lugol) fue desarrollado a principios del siglo XIX mediante la combinación de yodo, yoduro potásico y agua destilada. Se utilizaba en numerosos tratamientos médicos, como antiséptico y para tratar la carencia de yodo. Hoy en día sigue disponible en versiones genéricas con distintas concentraciones.

Los suplementos de yoduro potásico se presentan en diversas concentraciones y formulaciones. Se utilizan para tratar la carencia de yodo, como agente de diagnóstico para detectar células cancerosas y también para impedir que la glándula tiroides absorba yodo radiactivo.

En una catástrofe nuclear, como la de una central nuclear, el yodo radiactivo presente en el medio ambiente puede ser absorbido por el organismo, causando envenenamiento por radiación. Los niveles elevados de yodo radiactivo en el organismo pueden aumentar el riesgo de padecer cáncer de tiroides, especialmente en lactantes, niños y adolescentes. Cuando se ingiere yoduro potásico, idealmente antes de la exposición al yodo radiactivo, la glándula tiroides absorbe el yoduro potásico y ello impide que pueda absorber el yodo radiactivo. En consecuencia, tiene un efecto protector.

El yoduro potásico solo ofrece protección contra el yodo radiactivo, no contra otras formas de exposición a la radiación. No todo el mundo puede ingerir esta forma de yoduro, y su uso se limita a situaciones específicas. Cuando se utiliza para la exposición al yodo radiactivo, normalmente solo se emplea en personas de 40 años o menos. Para que resulte eficaz en la protección de la glándula tiroides, debe administrarse 24 horas antes o en las 4 horas siguientes a la exposición al yodo radiactivo. No proporciona una protección completa, ni se recomienda su uso sin consulta médica.

2

HISTORIA DEL YODO Y DE LA GLÁNDULA TIROIDES

Puntos clave

∝ El yodo fue descubierto en 1811.

∝ El bocio endémico hace referencia a la inflamación de la glándula tiroides provocada por la carencia de yodo en una población.

∝ La función de la glándula tiroides no fue comprendida hasta principios del siglo xix.

∝ En la década de 1820, el médico suizo Jean-François Coindet fue el primero en utilizar el yodo para tratar el bocio.

∝ La yodación universal de la sal comenzó en la década de 1920 en EE. UU.

En 1811, el químico francés Bernard Courtois descubrió accidentalmente el yodo durante el proceso de fabricación de pólvora durante las guerras napoleónicas. Al principio,

Courtois utilizaba ceniza de madera para fabricar salitre (nitrato potásico), un ingrediente clave de la pólvora. Más tarde, debido a la escasez de madera en la zona, pasó a utilizar ceniza de algas marinas, de la que disponía en mayor abundancia.

Un día observó que se formaba un vapor de color violeta cuando empleaba demasiado ácido sulfúrico para lavar los recipientes de cobre que utilizaba. El vapor se condensó en cristales. Courtois creía haber descubierto un nuevo compuesto, pero a causa de la guerra no disponía de recursos para estudiarlo.

Courtois decidió entregar muestras de la sustancia a los químicos que conocía para que le ayudaran a identificar el compuesto. Aunque existe un debate histórico sobre quién identificó realmente por primera vez el elemento yodo, existe acuerdo en que fue Courtois el primero en descubrirlo.

Varios químicos, entre ellos Charles-Bernard Desormes, Nicolas Clément, Joseph-Louis Gay-Lussac y André M. Ampère, estudiaron los cristales e informaron de que habían encontrado un nuevo compuesto o elemento. Los relatos históricos dicen que Gay-Lussac denominó el nuevo elemento *iode*, del término griego que significa «violeta», *ioeides*.

Como ya hemos dicho, el yodo es solo ligeramente soluble en agua. Eso significa que no se disuelve con facilidad a menos que se mezcle con otro agente o con un mineral como el potasio o el cloro. En 1829, el médico francés Jean-Guillaume Auguste Lugol (1788-1851) descubrió que la unión del yodo con el potasio permitía su disolución en agua. Estaba estudiando tratamientos para la tuberculosis y pensó que una disolución de yodo sería eficaz.

Desarrolló la «disolución de Lugol», que consistía en una proporción de una parte de yodo elemental por dos partes de yoduro potásico mezcladas con agua destilada. Aunque la disolución de Lugol no resultó eficaz contra la tuberculosis, sí lo era contra los problemas de la glándula tiroides relacionados con el yodo. En la actualidad, la disolución de Lugol sigue estando disponible en versiones genéricas. Se utiliza en diversas concentraciones como preparación antes de la cirugía de tiroides y para tratar distintos tipos de afecciones tiroideas, como la hiperactividad de la glándula tiroides. Actúa reduciendo el tamaño de la glándula tiroides y la cantidad de hormona tiroidea que esta produce.

Pero el descubrimiento del yodo no fue el principio de la historia. La comprensión médica moderna de los trastornos tiroideos, incluido el bocio endémico relacionado con la carencia de yodo, se basa en la evolución de una ciencia médica que se remonta miles de años atrás. Siglos antes de que se estableciera la conexión del yodo con la salud de la tiroides, filósofos, artistas, médicos y anatomistas propusieron diversas teorías sobre la glándula tiroides y su función en la salud de una persona.

Lamentablemente, durante numerosas épocas antiguas, a causa del desconocimiento en torno al fenómeno del bocio, el aspecto físico derivado de la hinchazón tenía connotaciones negativas. En pinturas, frescos, esculturas y libros que aún podemos ver, quienes padecían bocio eran representados de forma negativa como verdugos o como personas mentalmente inestables o «malvadas».

Sin embargo, el examen de estos testimonios también nos proporciona una visión fascinante de cómo cada época clasificaba los trastornos tiroideos, y cómo cada una de ellas contribuyó a los cambios en las creencias y la práctica médica que se concretarían en las generaciones futuras. Cada generación posterior se basaría en los avances del pasado para mejorar la atención médica.

CARENCIA ENDÉMICA DE YODO

El bocio, que es un agrandamiento de la glándula tiroides, era endémico en muchas regiones del mundo antes de que se estableciera el tratamiento con yodo. El bocio puede estar causado por diferentes problemas de la función tiroidea, incluidas las afecciones inflamatorias de la glándula tiroides. Sin embargo, el bocio causado por la carencia de yodo se denomina *bocio endémico*.[8] Aunque el papel del yodo en el tratamiento del bocio fue desconocido durante cientos de años, los alimentos ricos en yodo desempeñaron un papel importante en diversos tratamientos a lo largo de la historia.

Los testimonios escritos (tanto descripciones como ilustraciones) del bocio y otras afecciones relacionadas con la tiroides son tan variadas como las regiones geográficas del mundo de las que proceden. Muchos tratados y explicaciones médicas estaban influidos por las creencias religiosas y filosóficas de la época. Las hipótesis a lo largo de los siglos fueron a veces coherentes, pero más a menudo contradictorias, lo que contribuyó a la confusión en la detección y el tratamiento de las afecciones tiroideas durante cientos de años. No obstante, con independencia de las suposiciones sobre sus orígenes, los registros históricos globales muestran que el bocio estuvo presente desde los primeros días de la historia de la humanidad, consolidando el papel vital del yodo en la salud humana.

En todo el mundo, el bocio era más frecuente en aquellas zonas donde el contenido en yodo del suelo era especialmente bajo. Sin embargo, la relación entre el contenido mineral del suelo (yodo) y el trastorno tiroideo endémico no se estableció hasta mediados del siglo xix. En EE. UU., el bocio era endémico sobre todo en el Medio Oeste, la región de los Apalaches, los Grandes Lagos y el Oeste intermontano.

Desde el punto de vista geográfico, los niveles de yodo en el suelo también eran bajos en zonas de China, en India, en diversos lugares de África Central y Asia Central y en regiones montañosas como Suiza, los Andes y el Himalaya.

Algunas de estas regiones geográficas del mundo, como África Central, siguen presentando carencias de yodo entre la población. Constituyen algunas de las zonas con mayor prevalencia de trastornos relacionados con la tiroides entre los bebés, los niños pequeños y las mujeres embarazadas y lactantes que existen en la actualidad.

DESCUBRIMIENTO MÉDICO DE LA GLÁNDULA TIROIDES

Los primeros testimonios escritos, procedentes de China y datados alrededor del año 3600 a. C., describen a personas con bocio.[9] La medicina ayurvédica india, que se remonta al año 1400 a. C., también ofrece descripciones detalladas de la *galaganda* o bocio. Los textos ayurvédicos también hacían referencia a diferentes afecciones tiroideas en distintas categorías: *kaphaja* (hipotiroidismo), *vataja* (hipertiroidismo) y *medaja* (quiste tiroideo). Los testimonios históricos de Egipto, en torno al año 1500 a. C., también hablan de personas con bocio.

Se cree que los primeros esbozos gráficos de trastornos tiroideos que se conservan proceden de una ilustración de un libro titulado *Reuner Musterbuch*, de alrededor del año 1215 d. C. El texto procedía de una abadía cisterciense de los Alpes. Antes del inicio de los programas de yodación de la sal en la década de 1920, Suiza contaba con un gran número de personas afectadas por el bocio.

Las imágenes relacionaban las afecciones tiroideas del bocio y el «cretinismo», un término antiguo utilizado para describir a las personas con problemas de desarrollo físico y cerebral debidos al hipotiroidismo. Tales afecciones no eran bien comprendidas en aquella época.[10] La carencia grave de yodo en las mujeres embarazadas causaba bocio y cretinismo, o bien discapacidades en el desarrollo de los bebés, pero la conexión no se estableció hasta muchos cientos de años después.

Alrededor de los siglos xv y xvi, a principios del Renacimiento occidental, varios destacados anatomistas, artistas y médicos identificaron la glándula tiroides. Sin embargo, su función seguiría siendo un misterio hasta principios del siglo xix.

En épocas anteriores, muchos creían que la glándula cumplía una función estructural. Los historiadores creen que fue Leonardo da Vinci quien hacia 1511 dibujó por primera vez una imagen anatómica de la glándula tiroides, pero pensaba que su función era mantener la tráquea en su sitio y rellenar el hueco entre los músculos del cuello.[11]

Andrés Vesalio (1514-1564) fue un médico y anatomista belga que publicó el primer libro ilustrado sobre anatomía humana, titulado *De humani corporis fabrica libri septem*, o *Fabrica*. En el libro describía e ilustraba la glándula tiroides.

En el siglo xvii, Thomas Wharton (1614-1673), médico y anatomista inglés, escribió *Adenographia*. Se convirtió en el libro más conocido y respetado de su género y en él se clasificaban las distintas glándulas del cuerpo, incluida la glándula tiroides, denominada *Glandulae thyreoidea*. El libro fue tan popular que se reimprimió seis veces y se utilizó durante más de doscientos años. Además, suscitó numerosos debates y especulaciones sobre la función de la glándula tiroides hasta bien entrado el siglo xx.[12]

En los siglos xviii y xix hubo otros médicos conocidos que estudiaron el bocio y la exoftalmia (ojos saltones) e informaron de sus hallazgos. Entre ellos se encontraban el médico inglés Caleb Parry (1755-1822), el médico irlandés Robert Graves (1796-1853) y el médico alemán Carl von Basedow (1799-1854). Describieron de forma independiente una inflamación prominente de la glándula tiroides con taquicardias y exoftalmia (síntomas conocidos como la «tríada de Merseburg»). La expresión *enfermedad de Graves* debe su nombre a Robert Graves, a raíz de sus trabajos sobre la glándula tiroides, y aparece en la literatura médica a partir de 1862.[13]

TEORÍAS SOBRE LAS CAUSAS DEL BOCIO

El origen de la palabra *bocio* se halla en el latín medieval *bocius*, que significa «tumor» y a su vez proviene del francés *bosse* («bulto» o «joroba»). Pese a que el bocio era endémico en muchas partes del mundo, su causa se malinterpretó durante siglos. A lo largo del tiempo, las teorías oscilaron entre espíritus malignos y fenómenos naturales.

Aunque es imposible profundizar en todas las nociones o filosofías propuestas a lo largo de miles de años, echemos un vistazo a algunas contribuciones notables para hacernos una idea del vasto alcance de los descubrimientos científicos a través de generaciones de investigación, observación y práctica. Al fin y al cabo, los fundamentos de la medicina moderna y los logros científicos tienen su base en la historia.

Hipócrates (460-370 a. C.), al que a menudo se conoce como el Padre de la Medicina en el mundo occidental, escribió extensamente sobre diversas dolencias y enfermedades infecciosas. Defendía que eran los fenómenos naturales, y no fuerzas mágicas o sobrenaturales, los responsables de las enfermedades. En aquella época, esta creencia no era mayoritaria. Sin embargo, Hipócrates fue muy respetado durante su vida y sus discursos médicos fueron aceptados durante siglos.

En su libro del año 400 a. C. titulado *Sobre los aires, aguas y lugares*, describía el bocio como causado por «beber agua de nieve». Pensaba que la función de la glándula tiroides era lubricar las vías respiratorias. Hipócrates también creía que las fuentes naturales —el suelo, el agua y el aire— influían en las enfermedades. Pensaba que la salud se lograba a través del equilibrio entre los fluidos corporales y las fuerzas externas (la naturaleza), y que si este equilibrio se alteraba se producía la enfermedad.[14]

Pese a partir de una premisa rudimentaria, la idea de que las fuentes naturales influyen en las enfermedades sigue siendo cierta hoy en día. Por ejemplo, basta considerar cómo las toxinas ambientales del suelo, el aire y el agua afectan negativamente a nuestra salud en general para apreciar la filosofía de Hipócrates. Por otra parte, sus filosofías y valores éticos relativos a la práctica de la medicina siguen siendo válidos y respetados por los médicos en la actualidad.

Otro médico, cirujano y filósofo griego muy respetado, Galeno (129-216 d. C.), también realizó importantes contribuciones a la práctica médica. Sin embargo, no estaba de acuerdo con las teorías anteriores propuestas por otros médicos sobre el papel de la tiroides. Galeno creía que servía de enlace y escudo entre el cerebro y el corazón.

La influencia científica de Galeno contribuyó, entre otras cosas, a mejorar el conocimiento del sistema circulatorio y las glándulas del cuerpo. Galeno pensaba que la función de la glándula tiroides era absorber los impulsos nerviosos del sistema circulatorio. Sus observaciones y teorías sobre anatomía, así como sobre las causas y tratamientos de diversas enfermedades, fueron generalmente aceptadas y reconocidas hasta el siglo XVI.

Otros testimonios históricos a nivel global apuntan al agua como posible causa del bocio. Los antiguos chinos atribuían el bocio a la vida en regiones montañosas y a la mala calidad del agua. El médico suizo Philippus Theophrastus Aureolus Bombastus von Hohenheim, conocido con el nombre de Paracelso, describió el bocio y el cretinismo como causados por los minerales del agua, en particular el plomo.

Con el tiempo, surgieron algunos razonamientos comunes acerca de las posibles causas del bocio. Entre ellas se incluían las propiedades del agua y factores climáticos como la temperatura, la falta de sol y la humedad, junto con las teorías que apuntaban a la pobreza, la mala alimentación, la locura y las malas condiciones de vida como posibles causas. También comenzaron a surgir voces discrepantes entre los científicos estadounidenses, basadas en observaciones sobre el bocio que contrarrestaban las teorías europeas.

Uno de ellos, el médico y botánico Benjamin Smith Barton (1766-1815), escribió en 1800 un libro a un colega de la Universidad de Gotinga (Alemania) titulado *A memoir concerning the disease of goitre, as it prevails in different parts of North-America* («Memoria sobre la enfermedad del bocio, tal y como predomina en diferentes zonas de Norteamérica»).[15]

Basándose en sus viajes y observaciones, Barton señaló las diferencias geográficas entre los casos de bocio en las regiones montañosas de Europa y los que se daban en las no montañosas de América, además de sus causas y sus curas. Escribió: «Dado que la enfermedad del bocio es extremadamente común en algunas partes de Alemania y en otras partes de Europa, los filósofos médicos de esos países no considerarán de poco interés examinar con atención qué afinidad hay entre el suelo, los climas y la exposición de las zonas europeas en las que predomina esta enfermedad, y el suelo, los climas y la exposición de los países de América en los que también predomina».[16]

Barton lamentaba no tener mucha información nueva que aportar, pero esperaba que el libro generara interés para que otros aprendieran más. Escribió: «Sé que el camino hacia la gloria temporal pasa por el país de las hadas de la teoría: pero el camino hacia la utilidad presente y futura pasa por el campo de los hechos y la observación». Sin embargo, Barton, como otros antes que él, planteó la hipótesis de que «el bocio es un *miasma* de la misma especie que el que produce fiebres intermitentes y remitentes, disentería y dolencias comunes». Esta constituyó una teoría popular durante cientos de años.

La memoria de Barton ofrece una fascinante visión (con sus más de doscientos años de antigüedad) de sus ideas sobre la salud y la enfermedad relacionadas con la glándula tiroides.[17]

La hipótesis popular de que el bocio podía estar causado por una infección persistió durante muchos años en distintas partes del mundo. Por ejemplo, Theodor Billroth (1829-1894), un respetado y experto cirujano austriaco, creía que el bocio estaba causado por «tumores miasmáticos» y «expresiones locales de infección general», una creencia similar a la teoría de Barton sobre las causas del bocio. La teoría de la infección continuó presente en el siglo xix.

En 1878, el médico William Ord, afiliado al St. Thomas Hospital de Londres, utilizó por primera vez el término *mixedema* para describir el hipotiroidismo. Escribió un artículo titulado «On Myxoedema, a term proposed to be applied to an essential condition in the "Cretinoid" Affection occasionally observed in Middle-Aged Women», en el que describía la afección tiroidea como un «edema mucoso» de la piel.[18]

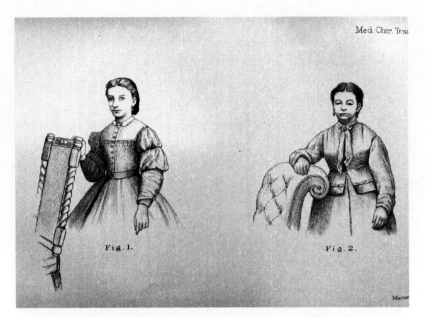

La figura de la derecha supone la primera imagen litográfica de una mujer joven con carencia tiroidea. Muestra el cambio a lo largo de 7 años, desde los 21 (figura de la izquierda). Las imágenes aparecieron en el artículo de Ord de 1878.[19]

En 1909, el médico suizo Emil Theodor Kocher (1841-1917) recibió el Premio Nobel de Fisiología y Medicina por sus numerosas contribuciones a la comprensión de la función, los trastornos y la cirugía de la tiroides, así como por sus trabajos sobre otros trastornos endocrinos. Kocher creía que el yodo era importante para la función tiroidea, pero no pudo demostrarlo científicamente en vida.

Fue Eugen Baumann (1846-1896), químico y profesor de medicina alemán, el primero en informar, en 1895, de que el yodo era un componente natural del tejido tiroideo.

A principios del siglo xx se produjeron en EE. UU. interesantes avances en el campo de la medicina. Un popular estudio escrito por dos renombrados médicos, Charles H. Mayo y Henry W. Plummer, y titulado *The Thyroid Gland* («La glándula tiroides»), trataba sobre la anatomía, fisiología, función y enfermedades de la tiroides. El documento profundiza en diversas teorías históricas sobre las causas del bocio.

Mayo hacía referencia a las teorías dominantes, incluyendo «productos químicos inorgánicos y orgánicos encontrados en el agua», «una teoría de la infección tóxica», «la falta de yodo en los alimentos» y «la higiene en general». También hablaba de las enfermedades infecciosas comunes de la infancia como el sarampión, las paperas, la tos ferina y otras afecciones que causan una inflamación crónica (de larga duración) que conduce al desequilibrio tiroideo.

Afirma Mayo: «Las enfermedades debilitantes crónicas ejercen una influencia nociva sobre la tiroides en parte por su alteración de la nutrición y en parte por la acción tóxica de los productos de sus agentes causales, que provocan una depreciación de la reserva de energía de la tiroides». Continúa diciendo: «Se cree que la ligera anchura del cuello a la que ocasionalmente dan lugar podría deberse en general al aumento del flujo de sangre a la glándula ocasionado por su mayor acción fisiológica». El estudio ofrece una relación de los descubrimientos históricos sobre el papel del yodo en la función tiroidea, junto con observaciones y especulaciones de Mayo y Plummer sobre las causas del bocio basadas en sus conocimientos de la época.[20]

Plummer afirmaba que el bocio endémico estaba causado por una carencia de yodo que afectaba a la función tiroidea normal. Continuaba diciendo que los niveles de yodo en el agua y los alimentos eran las principales causas del bocio endémico en las poblaciones.

A lo largo de los siglos, diversos filósofos y médicos propusieron numerosas teorías diferentes sobre el bocio, pero no fue hasta la década de 1940 cuando las pruebas científicas identificaron la carencia de yodo como la causa principal del bocio endémico.

ANTIGUOS TRATAMIENTOS PARA EL BOCIO

Antes de que se descubriera el papel del yodo en la función tiroidea, se recomendaban diferentes curas y tratamientos para el bocio y las afecciones tiroideas, incluida la cirugía. Algunas disoluciones basadas en alimentos eran notablemente eficaces debido a su alto contenido en yodo.

El médico ayurvédico Acharya Charaka, nacido en el año 300 a. C., describió el hipotiroidismo y cómo prevenirlo. Consideraba que el estilo de vida y el entorno de una persona influían en su salud y bienestar. El ayurveda se basa en la creencia de que el universo se compone de cinco elementos (aire, fuego, agua, tierra y espacio) y de que la salud es el equilibrio entre mente, cuerpo y espíritu.

Charaka sugería consumir cantidades adecuadas de cebada, arroz, leche, pepino, jugo de caña de azúcar y soja verde (judías mungo) para contrarrestar el bocio. Los lácteos tienen un contenido adecuado de yodo y, con un consumo diario, corregirían la carencia de yodo. Más adelante trataremos en detalle el contenido en yodo de los distintos tipos de alimentos.

En el año 150 d. C, Galeno recomendaba el uso de esponjas marinas quemadas para tratar el bocio. Varios tratamientos chinos que se remontan al año 300 d. C. describen el uso de algas, sargazos y esponjas marinas quemadas. En el año 650 d. C., el médico chino Sun Simiao escribió sobre el uso de glándula tiroides animal picada, conchas de moluscos molidas, algas y esponjas marinas quemadas para tratar el bocio. De nuevo, estas constituyen algunas de las mayores fuentes de yodo.

Desde aproximadamente el año 400 d. C. hasta el siglo xv, varios médicos destacados escribieron textos enciclopédicos sobre diversas enfermedades y sus tratamientos.

Entre estos últimos figuraban varios procedimientos quirúrgicos para tratar el bocio.

Desgraciadamente, en la antigüedad, la cirugía del bocio, cuando se intentaba, causaba graves complicaciones y conllevaba altos índices de mortalidad. Esto se debía a la precariedad de medios y a la escasa comprensión del sistema circulatorio, lo que provocaba hemorragias postoperatorias e infecciones, entre otras dificultades.

Aecio de Amida (527-564 d. C.), médico bizantino de renombre, fue quizá el primero en documentar el bocio y la exoftalmia (enfermedad ocular tiroidea) en un paciente. Trabajó en Constantinopla, en la corte del emperador Justiniano I. A Aecio se le atribuye la redacción de una serie de libros de práctica médica: *Dieciséis libros médicos*.[21] Muchos de ellos contienen información ya consolidada por célebres médicos griegos anteriores como Galeno. Pero Aecio también aportó un trabajo original y detallado basado en su experiencia médica en diferentes afecciones de la piel, los ojos, los oídos, la nariz y la garganta. En sus libros hablaba de diversos tratamientos y procedimientos quirúrgicos que utilizarían los médicos de épocas posteriores. Entre los procedimientos quirúrgicos que documentó se encontraba la cirugía para aliviar el bocio, que él consideraba una hernia que afectaba a la laringe. También creía erróneamente que la exoftalmia era una forma de aneurisma (hinchazón anormal de la pared de un vaso sanguíneo).

En el siglo VII, otro célebre médico y cirujano griego, Pablo de Egina (625-690 d. C.), escribió un conjunto de libros bajo el título de *Epitomae medicae libri septem* («Compendio médico en siete libros»). Su obra se basaba en las prácticas de destacados médicos griegos anteriores, como Galeno, Oribasio y Aecio de Amida.[22]

El sexto libro de la serie que escribió está dedicado a las prácticas quirúrgicas. En él describe procedimientos quirúrgicos tales como la traqueotomía, la amigdalectomía y la tiroidectomía. Sin embargo, creía erróneamente que el bocio estaba causado por el *broncocele*, un tumor del cuello.[23] La extirpación de la tiroides entrañaba muchos peligros, ya que no se comprendía la causa del bocio ni la función de la glándula tiroides. La cirugía era la última opción cuando la respiración se hacía difícil debido al tamaño del bocio.

A Abu Qasim Jalaf Ibn Abbas Al Zahrawi, conocido como Albucasis (1013-1106), se le atribuye la realización de la primera tiroidectomía (extirpación de la tiroides).[24] Describió el bocio como «elefantiasis de la garganta».

En 1170 d. C., Roger de Palermo prescribió cenizas de esponjas y algas marinas como forma moderada de tratar el bocio. Sin embargo, recomendaba recurrir a la cirugía si resultaba necesario.

Hasta el siglo xv, los médicos de todo el mundo experimentaron y propusieron muchos tratamientos diferentes contra el bocio, incluyendo el uso de tiroides animal, algas marinas y ungüentos tópicos. Algunos tratamientos tuvieron éxito, mientras que otros, como la cirugía, a menudo provocaron la muerte de los pacientes. En algunos casos, los diversos tratamientos nutricionales empeoraron su estado, porque no se comprendía bien el papel fundamental de la glándula tiroides y cómo funcionaba el equilibrio del yodo.

Espero que esta mirada atrás en el tiempo, repasando la historia de los descubrimientos médicos realizados a lo largo de miles de años, ayude a explicar por qué la medicina se considera tanto un arte como una ciencia. Incluso hoy en día, la evolución de la innovación médica conlleva años y a menudo implica múltiples desvíos.

No obstante, a pesar de todos los avances, hasta el siglo xix los expertos seguían sin conocer la conexión entre la tiroides y el yodo.

ESTABLECIMIENTO DE LA CONEXIÓN CON EL YODO

En el siglo XIX y principios del XX se avanzó enormemente en el conocimiento de la función tiroidea y el papel del yodo. Un médico suizo, Jean-François Coindet (1774-1834), defendió la teoría de que el yodo podía mejorar los síntomas del bocio basándose en las publicaciones según las cuales dicho mineral era un componente de las esponjas y las algas marinas.

En aquella época, la causa del bocio aún no estaba clara, pero Coindet sospechaba que había una conexión con el yodo. En 1820 escribió un conjunto de tres memorias en las que detallaba sus descubrimientos. Los trabajos se titularon *Observations on the remarkable effects of iodine on bronchocele and schrophula* («Observaciones sobre los notables efectos del yodo en el broncocele y la escrófula»).

Antiguamente, el término *escrófula* designaba la infección tuberculosa que se producía fuera de los pulmones. Coindet escribió: «El broncocele o bocio es, en su mayor parte, un tumor indolente, formado por el desarrollo de la glándula tiroides y de la cual ocupa su centro, ya sea de sus lóbulos, o incluso toda su sustancia». Y proseguía: «Es un órgano cuyo uso se desconoce... Gracias al uso del yodo, he conocido a un paciente, al principio aliviado, y poco después curado, cuando estaba casi asfixiado».[25]

Coindet admitía desconocer la causa del bocio, pero rechazaba «hipótesis erróneas o conjeturas» anteriores. En lugar de eso, ofreció sus propias teorías en sus memorias. Decía: «Dos factores diferentes han producido, en mi opinión, el bocio en Ginebra; el primero, relacionado con el uso de agua dura, o el agua de la bomba de las calles más bajas de la ciudad, provoca el bocio muy rápidamente [...] esta forma de la enfermedad [...] pasa fácilmente al cambiar la bebida».

Y continuaba: «El segundo está relacionado con causas que pueden considerarse mecánicas y locales, mientras que otras son fisiológicas; las primeras se producen por efecto de un parto laborioso, vómitos, tos, llanto, ira, o por la costumbre de las mujeres de este lugar de llevar pesadas cargas sobre la cabeza; afectan, sobre todo, a la clase baja de la sociedad».

Sus especulaciones sobre las causas del bocio continuaban de la siguiente forma: «En muchos casos se desarrolla al acercarse la edad crítica; los disgustos, los ataques nerviosos y las afecciones morales también contribuyen a su formación. Estas diversas circunstancias explican por qué en la edad adulta el bocio es mucho más frecuente entre las mujeres que entre los hombres».

Según Coindet, el contenido en yodo de las esponjas marinas era demasiado pequeño para determinar una cantidad a utilizar. Creó disoluciones de yodo en diferentes concentraciones mezcladas con agua, vino o jarabe para tratar el bocio. Al principio, empezó utilizando de 6 a 10 gotas de yodo mezcladas con agua y administradas tres veces al día, aumentando gradualmente la dosis hasta 20 gotas tres veces al día, o disminuyendo la dosis según fuera necesario.

Coindet informó de que administraba una disolución de yodo a sus pacientes con bocio, y descubrió que ayudaba a reducir el tamaño de este. Su trabajo fue traducido al inglés por su amigo y médico J. R. Johnson, y el tratamiento fue ganando popularidad. Sin embargo, el éxito de su tratamiento fue desigual.

Coindet creía firmemente en la eficacia y seguridad del yodo para el tratamiento del bocio, pero empezó a oír hablar de peligrosos efectos secundarios relacionados con su uso. A ese respecto, escribió en sus memorias: «De entre los 150 pacientes a los que he administrado yodo, o sus diferentes preparados, ni uno solo que haya seguido regular y estrictamente mis consejos ha estado expuesto (al menos en gran medida) a los efectos desastrosos que se le atribuyen».

A sus compañeros médicos les confesó: «Yo no tenía ninguna duda de que el yodo, si se administraba imprudentemente, produciría síntomas inquietantes». Coindet abogaba por que la disolución de yodo no estuviera a la venta al público en las farmacias. En su lugar, recomendaba que solo pudiera ser recetada por un médico o cirujano. Sin embargo, pese a que Coindet pedía precaución al utilizar la disolución de yodo para el bocio, en muchas ciudades se podía adquirir sin receta, por lo que la gente empezó a utilizar grandes dosis. Esto provocó graves efectos secundarios, como palpitaciones, pérdida de peso, temblores y otros efectos negativos para la salud asociados al exceso de yodo y los problemas de tiroides.

Tales reacciones se debían a que ese exceso de yodo provocaba hipertiroidismo, una enfermedad no reconocida en aquella época. Por desgracia, los informes generalizados de reacciones adversas hicieron que el yodo fuera considerado venenoso. En su tercer libro de memorias, Coindet propuso utilizar el yodo en forma de pomada para reducir los efectos secundarios asociados a la ingestión de disoluciones de yodo.

Sin embargo, dicha forma de administración del yodo no era eficaz y pronto se abandonó. Coindet también utilizó el yodo para otros muchos tipos de afecciones, como la «hidropesía», la sífilis, el «agrandamiento de las glándulas mamarias», «ciertas afecciones del útero» y otras más. Pero perdió gran parte del crédito ganado y los médicos comenzaron a mostrarse escépticos ante los beneficios del yodo. Lo consideraban perjudicial y dejaron de utilizarlo. Esto supuso un gran revés para el tratamiento de la carencia de yodo.

El químico Jean-Baptiste Boussingault (1801-1887) creía que una sustancia nociva presente en el agua era la responsable de causar bocio y cretinismo. Tenía una amplia formación y experiencia en química, climatología, geología y medicina, entre otros campos. En sus viajes, gracias a su trabajo, adquirió conocimientos prácticos en numerosas y diversas disciplinas, como la minería. Había sido testigo del bocio en la región de Alsacia, donde trabajó en sus primeros años, y durante sus viajes por Venezuela y Colombia, en Sudamérica. Observó que en ciertas zonas de Sudamérica, como Cartago, en el Valle del Cauca, la gente no tenía bocio, mientras que en otras, como Mariquita y Santa Fe de Bogotá, era endémico entre las mujeres e incluso entre los perros.

En un artículo publicado en 1833, escribió que los habitantes de Cartago, en Antioquia (Colombia), no tenían bocio porque consumían diariamente una «cierta cantidad de yodo» procedente de la sal disponible en aquella región. Y añadió que el bocio desaparecería si el Gobierno permitía que todo el mundo tuviera acceso a la sal yodada.

Boussingault abogaba por el uso de sal yodada en los alimentos, que «siempre va seguido de resultados felices», y advertía contra el uso de yodo en estado puro porque podía tener consecuencias peligrosas. Sin embargo, nunca relacionó la falta de yodo con el bocio o el cretinismo, sino que pensaba que el bocio estaba causado por beber agua con una composición insuficiente de aire.

En 1852, un químico francés, Gaspard Adolphe Chatin (1813-1901), publicó su teoría de que el yodo presente en ciertas plantas de agua dulce y esponjas marinas quemadas podía utilizarse para tratar la carencia de yodo, que era la causante del bocio. También sugirió utilizar el yodo para tratar la escrófula producida por la tuberculosis y otras afecciones causadas por la inflamación de los tejidos.

En 1883, Sir Felix Semon, médico del St. Thomas Hospital de Londres, afirmó que la *caquexia estrumipriva*, el cretinismo y el mixedema estaban causados por trastornos o carencias relacionados con la tiroides.[26]

En 1891, George Redmayne Murray decidió experimentar con inyecciones subcutáneas (bajo la piel) de extracto de tiroides de oveja para tratar el hipotiroidismo basándose en experimentos previos de trasplantes de tiroides de oveja realizados por Bettencourt y Serrano en Lisboa. Escribió: «Parece razonable suponer que podría obtenerse la misma mejoría simplemente inyectando el jugo o un extracto de la glándula tiroides de una oveja bajo la piel del paciente».[27]

Murray proporcionó descripciones detalladas del proceso de extracción de la tiroides de oveja y de la inyección del extracto de jugo de tiroides bajo la «piel suelta de la espalda, entre los omóplatos» del paciente. Sus experimentos tuvieron un éxito desigual, con algunos resultados positivos y otros negativos. No obstante, sus experimentos científicos fueron publicados en el prestigioso *British Medical Journal* y sus estudios adquirieron cierta popularidad. Sin embargo, como dos de sus pacientes murieron tras las inyecciones, los científicos médicos pidieron precaución con el tratamiento.

En 1895, Eugen Baumann descubrió yodo en el tejido tiroideo de animales y humanos. Este fue el primer descubrimiento que relacionó el yodo con la función tiroidea, lo que acabó vinculando los niveles bajos de yodo con una función tiroidea deficiente. En 1914, Edward C. Kendall aisló la forma pura de los cristales de tiroxina de la glándula tiroides. Ello supuso un gran avance científico en las investigaciones encaminadas a demostrar la conexión yodo-tiroides.

La yodación de la sal común para contrarrestar la carencia de yodo dio inicio en la década de 1920. Comenzó a realizarse en EE. UU. y Suiza, donde los índices de bocio endémico alcanzaban el 70% en algunas zonas, antes de ser adoptada en otras partes de Europa. De hecho, el bocio era tan común en ciertas partes de EE. UU. que en 1918, antes de que el país tomara parte en la Primera Guerra Mundial, la junta de reclutamiento de Michigan rechazó a más del 30%

de los reclutas debido al bocio y a otras enfermedades tiroideas graves.

En 1917, el médico David Marine y su equipo de investigadores de Ohio pusieron en marcha un estudio sobre la administración de suplementos de yodo. Dieron a un grupo de chicas adolescentes 9 miligramos (mg) al día de yodo para estudiar cómo afectaba al bocio. Informaron de que aquellas que habían recibido yodo experimentaron una reducción del tamaño del bocio en comparación con las que no lo habían recibido.

En 1922, David Cowie, un médico de Michigan, propuso en un simposio sobre tiroides (organizado por la Michigan State Medical Society) que EE. UU. iniciara un programa de yodación de la sal para tratar el bocio simple. Juntos, Cowie y la Michigan State Medical Society formaron el «Comité de la Sal Yodada», que finalmente condujo a la yodación habitual de la sal en EE. UU.

Por desgracia, el camino hacia la yodación universal de la sal fue pedregoso. La administración sistemática de suplementos de yodo no fue fácilmente aceptada debido a la preocupación acerca de su fiabilidad y a la falta de claridad de los mensajes por parte de las instituciones de sanidad sobre la necesidad del yodo.

Fueron necesarios varios años de presión a las empresas salineras y numerosas reuniones en todo el estado con médicos destacados para lograr convencerles de los beneficios para la salud de la sal yodada, capaz de prevenir los problemas de tiroides. Finalmente, en mayo de 1924 las empresas salineras aceptaron.

Varios meses después, la compañía Morton Salt, con sede en Chicago, empezó a añadir yodo a su sal y a distribuirla por todo el país.[28]

La dosis de sal yodada disponible comercialmente en 1924 en Michigan era de 100 miligramos (mg) por cada kilogramo (kg) de sal. Esto se traducía en una ingesta media diaria de yodo de 500 microgramos (mcg). La cantidad de yodo en la sal de mesa común ha evolucionado a lo largo de los últimos 100 años.

Pocos años después de que comenzara la yodación de la sal, en 1926, el médico C. L. Hartsock y sus colegas informaron de un aumento del hipertiroidismo (glándula tiroides hiperactiva). En un artículo titulado «Iodized salt in the prevention of Goiter *is it a safe measure for general use?*» («La sal yodada en la prevención del bocio, *¿es una medida segura para uso general?*») concluían que la causa era el consumo de sal yodada.[29]

Hartsock escribió: «Las pruebas acumuladas parecen apuntar de forma concluyente a la ingestión continuada de pequeñas cantidades de yodo en la insidiosa forma de sal yodada como principal factor estimulante. Por esta razón, creemos que es importante llamar la atención de los médicos, y a través de ellos del público, sobre el malentendido que ha ido gradualmente surgiendo en relación con el uso del yodo para el bocio endémico, particularmente en forma de sal yodada. Sin que se haya tomado ninguna precaución con respecto a su uso, esta sal está siendo vigorosamente promovida por la propaganda combinada de los funcionarios de sanidad y de las compañías salineras...».[30]

Una vez más, los funcionarios de sanidad, los médicos y el público se mostraron preocupados por el uso habitual del yodo, creando escepticismo sobre sus beneficios para la prevención de la carencia de yodo y del bocio. La administración de suplementos de yodo en la sal no fue ampliamente aceptada en todo el mundo hasta muchas décadas después de que fuera propuesta debido a su coste y, en algunas zonas, a un aumento de los casos de hipertiroidismo, también conocido como síndrome de Jod-Basedow, causado por una ingesta excesiva de yodo propiciada por la falta de claridad de las normas sobre las dosis adecuadas de yodo para el uso diario habitual.

Por cierto, ¡la necesidad de suplementos de yodo y la ingesta diaria adecuada siguen siendo objeto de debate hoy en día!

En 1935, los índices de bocio habían descendido considerablemente entre un 74 y un 90% en Michigan, en especial entre los niños que utilizaban sal yodada durante al menos seis meses. También empezó a descender en otras partes del país una vez que la gente empezó a comprar sal yodada.

Los esfuerzos por imponer la yodación de la sal en todo el país a través de la legislación propuesta por el Comité del Bocio Endémico de EE. UU. en 1948 fracasaron.

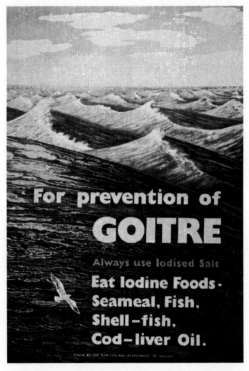

Cartel del Departamento de Sanidad de Nueva Zelanda de la década de 1960, que recomienda usar siempre sal yodada para prevenir el bocio.

Sin embargo, desde la década de 1950, se calcula que alrededor del 70-76% de los hogares estadounidenses utilizan exclusivamente sal yodada.

Hoy en día, un envase típico de medio kilo de sal yodada contiene 68 mcg (microgramos) de yodo por cada cuarto de cucharadita de sal, lo que proporciona aproximadamente el 45% del valor diario de yodo.

El trastorno por carencia de yodo (TCY) sigue existiendo en muchas partes del mundo. Dado que es difícil medir con precisión el consumo diario de yodo a través de las fuentes alimentarias, la carencia de yodo sigue siendo motivo de preocupación en relación con algunos grupos vulnerables, como las mujeres embarazadas y los niños. En capítulos posteriores hablaremos de los retos asociados a la identificación y tratamiento de los trastornos por carencia de yodo.

3

CARENCIA DE YODO

Puntos clave

- ∝ Tus necesidades de yodo cambian a lo largo de tu vida.
- ∝ Según la Organización Mundial de la Salud (OMS), los niveles de yodo inferiores a 100 microgramos por litro (mcg/l) se consideran insuficientes.
- ∝ La carencia prolongada de yodo puede provocar un mal funcionamiento de la tiroides y causar diversas complicaciones de salud.
- ∝ Ciertos tipos de dieta pueden hacerte más vulnerable a desarrollar una carencia de yodo.

Tal como hemos expuesto, la carencia de yodo constituyó un problema habitual en muchas zonas del mundo durante cientos de años, hasta que a principios del siglo xx se introdujeron programas universales de yodación de la sal. La yodación de la sal ayudó a aliviar los altos índices de bocio endémico. EE. UU. empezó a yodar la sal hacia 1926, pero hubo que esperar a la década de 1940 para que la sal yodada estuviera disponible a nivel nacional para la mayoría de los hogares. Este retraso se debió en parte a que, debido a su historia, mucha gente necesitaba convencerse de que el yodo era seguro para el uso humano. Sin embargo, una vez que la mayoría de los hogares estadounidenses empezaron a utilizar sal yodada, se produjeron mejoras en los niveles de yodo de la población y, como resultado, los índices de bocio endémico se redujeron significativamente.

Llevamos muchas décadas utilizando sal yodada, por lo que la carencia de yodo ya no debería preocuparnos, ¿verdad? Pues no exactamente. Hay razones para creer que todavía existen grupos específicos que pueden ser vulnerables a la carencia de yodo, tanto en EE. UU. como en el resto del mundo.

La mayor parte del yodo que se ingiere (el 90%) se elimina a través de la orina en un plazo de 24 a 48 horas.[31] La glándula tiroides solo absorbe una pequeña cantidad para producir hormonas tiroideas en las proporciones correctas. A la larga, la falta de yodo proveniente de fuentes alimentarias puede ir desarrollando progresivamente una carencia.

Existen tres patrones dietéticos de referencia para calcular la ingesta de yodo, elaborados por el Consejo de Alimentación y Nutrición del Instituto de Medicina (perteneciente a la Academia Nacional de Ciencias de EE. UU.). Se trata de la cantidad diaria recomendada (RDA, por sus siglas en inglés), las necesidades medias estimadas (EAR) y los máximos niveles de ingesta tolerables (UL). La EAR se utiliza para evaluar los índices de carencia de yodo en la población de una zona determinada, mientras que la RDA refleja la cantidad recomendada de yodo que una persona debe tomar diariamente para mantener unos niveles adecuados.[32]

Según la Organización Mundial de la Salud, para la población general la carencia de yodo se define como niveles de yodo en orina inferiores a 100 microgramos por litro (µg/l). Y, en el caso de las mujeres embarazadas, la carencia de yodo se define como niveles de yodo en orina inferiores a 150 µg/l.

Las investigaciones indican que, para mantener unos niveles estables de yodo en el organismo que permitan una función tiroidea adecuada, necesitamos ingerir un mínimo de 50 µg de yodo al día.[33] Esto es factible para la mayoría de las personas a través de una dieta normal. Sin embargo, si continuamente ingerimos menos de esta dosis mínima de yodo, la glándula tiroides no puede producir cantidades suficientes de hormonas tiroideas. Y sin un equilibrio adecuado de hormonas tiroideas nuestro cuerpo empezará a tener problemas relacionados con el metabolismo, la energía, el crecimiento y el desarrollo.

Cantidad diaria recomendada (RDA) de yodo, Biblioteca Nacional de Medicina (EE. UU.)[34]

Grupo de población o edad	Cantidad diaria recomendada por el Instituto de Medicina
De 0 a 6 meses (ingesta aceptable)	110 mcg al día
Lactantes (ingesta aceptable)	130 mcg al día
Niños de 1 a 8 años	90 mcg al día
Niños de 9 a 13 años	120 mcg al día
Adolescentes (14-18 años)	150 mcg al día
Adultos (a partir de 19 años)	150 mcg al día
Embarazadas	220 mcg al día
Madres lactantes	290 mcg al día

Ingesta recomendada de yodo según la Organización Mundial de la Salud[35]

Grupo de población o edad	Ingesta de yodo recomendada por la Organización Mundial de la Salud
De 0 a 5 años	90 mcg al día
Niños de 6 a 12 años	120 mcg al día
Adolescentes a partir de 13 años	150 mcg al día
Adultos	150 mcg al día
Embarazadas	250 mcg al día
Madres lactantes	250 mcg al día

Una carencia prolongada de yodo puede hacer que la glándula tiroides funcione mal y con ello desencadenar otras complicaciones de salud tales como la denominada *tirotoxicosis*, una afección grave que tiene lugar cuando circula demasiada hormona tiroidea en la sangre. La tirotoxicosis suele afectar más a las mujeres que a los hombres y, si no se trata, puede causar serios problemas de salud.

Los síntomas de la tirotoxicosis incluyen:

∝ cambios relacionados con la menstruación (regla)
∝ pérdida repentina de peso
∝ debilidad muscular
∝ cambios de humor (ansiedad, irritabilidad)
∝ temblores
∝ frecuencia cardiaca rápida o pulso irregular (arritmia)
∝ tormenta tiroidea potencialmente mortal (fiebre alta, taquicardia, diarrea, pérdida de conciencia), que requiere atención médica de urgencia

Veamos ahora algunas de las consecuencias específicas de la carencia de yodo para la salud.

Efectos de la carencia de yodo sobre la salud

Grupo de edad	Afecciones
Mujeres embarazadas	Hipotiroidismo, aborto espontáneo, anemia, muerte fetal, preeclampsia, parto prematuro, vulnerabilidad a la exposición a la radiación nuclear.
Edad fetal	Hipotiroidismo congénito, trastornos del desarrollo físico y mental, sordera, riesgo de muerte perinatal, vulnerabilidad a la exposición a la radiación nuclear.
Recién nacidos	Hipotiroidismo, trastornos del desarrollo físico y mental, mayor riesgo de muerte infantil.
Niños y adolescentes	Bocio, trastornos del desarrollo físico y cerebral, problemas de aprendizaje, bajo rendimiento escolar, crecimiento intelectual comprometido, vulnerabilidad a la exposición a la radiación nuclear.
Adultos	Bocio, hipotiroidismo, trastornos del desarrollo mental, mayor riesgo de cáncer de tiroides por exposición a radiaciones, infertilidad en mujeres, irregularidades hormonales en hombres y mujeres, enfermedad de las arterias coronarias, dislipidemia (lípidos elevados en sangre), vulnerabilidad a la exposición a radiaciones nucleares.

ENFERMEDADES Y DOLENCIAS PROVOCADAS POR UN DESEQUILIBRIO EN LOS NIVELES DE YODO

ENFERMEDAD DE LAS ARTERIAS CORONARIAS

La enfermedad de las arterias coronarias (EAC) es el tipo más frecuente de cardiopatía. Se produce cuando las principales arterias que suministran sangre al corazón están bloqueadas o deterioradas. Esto puede ocurrir por inflamación o estrechamiento de las arterias debido a la acumulación de colesterol. Un estudio de 2017 basado en la encuesta de nutrición NHANES 2007-2012 descubrió que las personas con niveles bajos de yodo en orina tenían un mayor riesgo de enfermedad de las arterias coronarias.[39] Pero la conexión exacta aún no está clara. Por ejemplo, ¿los bajos niveles de yodo causan directamente la enfermedad coronaria o aumentan el riesgo de padecerla? Los científicos aún no están seguros. Sin embargo, se trata de un hallazgo importante que sin duda requiere más investigación.

Los estudios también han demostrado que la obesidad, sobre todo en las mujeres, puede causar alteraciones en el metabolismo y provocar desequilibrios minerales en el organismo. Esto es significativo, ya que los trastornos metabólicos pueden causar otras afecciones crónicas (de larga duración) tales como diabetes, cardiopatías, enfermedad del hígado graso no alcohólica y cáncer.[40] Según la OMS y los Centros para el Control y Prevención de Enfermedades, tener un índice de masa corporal (IMC) superior a 25 kg/m^2 se considera sobrepeso, y un IMC superior a 30 kg/m^2 se considera obesidad. En todo el mundo, más de 600 millones de personas se consideran obesas, lo que representa alrededor del 40% de la población mundial.

La absorción de minerales que se ve afectada por la obesidad se traduce en niveles más bajos de magnesio, selenio, yodo y zinc, y niveles más altos de cobre. Los estudios han demostrado que la obesidad puede provocar carencia de yodo y una absorción deficiente de este mineral.[41] Sin embargo, se necesitan más estudios para comprender mejor el papel de la obesidad en la absorción de yodo y la causa exacta de la carencia de este mineral.

DISLIPIDEMIA

El término *dislipidemia* hace referencia a niveles anormales de ciertos tipos de lípidos (grasas) en la sangre. En general, la dislipidemia puede significar que tus niveles de colesterol total, triglicéridos o lipoproteínas de baja densidad (LDL, por sus siglas en inglés) son demasiado altos. Pero también puede significar que tus niveles de lipoproteínas de alta densidad (HDL) son demasiado bajos o una combinación de estos desequilibrios. El colesterol LDL es conocido como colesterol «malo» porque puede acumularse en las arterias y provocar estrechamientos u obstrucciones, lo que puede desembocar en una enfermedad de las arterias coronarias (EAC).

Por otro lado, el HDL se denomina colesterol «bueno» porque ayuda a eliminar el LDL de la sangre. Los triglicéridos son grasas que ingerimos a través de las calorías que consumimos y que, cuando no se utilizan para obtener energía, se almacenan en las células grasas del organismo. Cuando se ingieren más calorías de las que se queman, aumentan los niveles de triglicéridos, lo que puede elevar el riesgo de sufrir problemas relacionados con el corazón, como infartos o accidentes cerebrovasculares.

Un estudio de 2016 basado en datos de la encuesta de nutrición NHANES 2007-2012 comparó dos grupos de adultos de 20 años en adelante que tenían niveles de yodo bajos en un caso y normales en otro.[42] El estudio descubrió que aquellos individuos con niveles bajos de yodo tenían niveles anormales de colesterol en comparación con aquellos que presentaban niveles más altos de yodo. En concreto, las mujeres mayores de 60 años mostraban niveles más altos de colesterol total, así como de LDL y otros lípidos. Y aquellas que se encontraban por encima del percentil 10 de los niveles de yodo en orina presentaban rangos normales de colesterol.

Otros estudios han hallado que los niveles de yodo superiores a 100 mcg/l tenían un efecto beneficioso sobre los niveles de colesterol en comparación con los niveles bajos de yodo. Un estudio más antiguo de 1995 también descubrió que la administración de suplementos de yodo durante seis meses mejoraba los niveles de lípidos. Sin embargo, se necesitan más investigaciones para comprender las conexiones entre los niveles de yodo y las anomalías lipídicas.[43] No debes tomar suplementos de yodo por tu cuenta si tienes el colesterol alto sin consultar a tu médico. La razón es que los científicos aún desconocen la relación exacta entre la carencia de yodo y los niveles de lípidos. Y existen otras razones para los desequilibrios lipídicos.

Sin embargo, una teoría científica es que puede existir una conexión entre los niveles bajos de yodo y los niveles altos de colesterol debido al mal funcionamiento de la glándula tiroides. Dado que las hormonas tiroideas ayudan a regular el metabolismo en el organismo, un bajo funcionamiento de la tiroides (hipotiroidismo) puede causar un aumento del peso corporal, niveles anormales de colesterol y una menor descomposición de las grasas. El hipotiroidismo también aumenta el riesgo de enfermedades cardiacas y de colesterol elevado.

La carencia de yodo también se ha asociado a un aumento de la hormona estimulante de la tiroides (TSH) circulante. Se trata de una reacción del organismo que permite que la sangre absorba más yodo para regular las hormonas tiroideas. Las investigaciones indican que una TSH elevada puede aumentar el riesgo de niveles anormales de lípidos.

Los niveles bajos de yodo pueden contribuir a cambios metabólicos y provocar alteraciones en los niveles de TSH, que causan una cascada de efectos relacionados con la salud, incluido el aumento del colesterol malo. De ahí la importancia de comprender las conexiones entre los niveles bajos de yodo y ciertos trastornos de salud que pueden corregirse mediante el restablecimiento del equilibrio en los niveles de yodo.

Aún queda mucho por aprender sobre el posible papel protector del yodo en la salud y la enfermedad.

BOCIO

Aunque existen diferentes causas y tipos de bocio, una de las causas más comunes es la carencia de yodo. Como ya se ha señalado, el *bocio endémico* es el originado por la carencia de yodo debida a la insuficiencia de este mineral en los alimentos o en el agua de una región determinada.[44] Aunque la incidencia del bocio endémico grave ha disminuido, sigue manifestándose en muchas partes del mundo con condiciones ambientales (suelo y agua) pobres en yodo.

El bocio puede implicar el crecimiento de toda la glándula tiroides, o bien puede deberse a un crecimiento celular anormal que provoca la formación de nódulos o bultos en la glándula tiroides. El bocio endémico es más frecuente en mujeres que en hombres, así como en adolescentes y mujeres embarazadas. Recordemos que las necesidades de yodo son mayores durante determinados periodos de la vida, como es el caso del embarazo.

Los niños con bocio endémico suelen presentar inflamación de la glándula tiroides, con o sin cambios en la producción de hormonas tiroideas. Sin embargo, los adultos suelen presentar formas nodulares de bocio. El diagnóstico suele implicar la determinación de las causas del bocio, entre las que se encuentran la carencia de yodo, la exposición a goitrógenos (los cuales se explican más adelante), las afecciones tiroideas autoinmunes, el bocio nodular, la infección, la inflamación, el quiste y el cáncer.

El bocio puede provocar cambios en la producción de hormonas tiroideas (aumento o disminución) o, en los casos leves, no producir variaciones en la función tiroidea. El tratamiento del bocio también depende del tipo, el tamaño y otros factores, como las complicaciones de salud.

Por lo general, en los casos leves el bocio no presenta más síntomas que una hinchazón externa en la parte inferior del cuello si no hay hipotiroidismo. De hecho, los pequeños bultos a menudo pueden pasar desapercibidos hasta que otro problema de salud conduce a un diagnóstico.

En casos de carencia leve o moderada de yodo, la glándula tiroides puede agrandarse para aumentar la captación de yodo y proporcionar al organismo suficientes hormonas tiroideas como medida de ajuste. Sin embargo, cuando se trata de una carencia grave de yodo, un bocio grande puede obstruir la tráquea y crear dificultades para respirar y hablar. Y el bocio nodular puede causar hemorragias, dolor e hinchazón. A largo plazo, también puede dañar los nervios de la laringe.

Otras manifestaciones pueden ser dificultad para tragar, tos y voz ronca. El bocio también puede estar causado por la exposición a goitrógenos de origen natural. Los goitrógenos son compuestos naturales o químicos que pueden interferir en la función tiroidea normal y causar una inflamación de la glándula tiroides como reacción. Generalmente, la exposición a niveles bajos de goitrógenos no tiene demasiado impacto. Pero puedes ser especialmente sensible a los goitrógenos si tus niveles de yodo son de por sí bajos o si estás expuesto a sustancias goitrógenas durante largos periodos de tiempo.

Los goitrógenos pueden reducir la cantidad de yodo absorbible por la glándula tiroides, disminuir la cantidad de hormona estimulante de la tiroides (TSH) y de T4 producida por la glándula tiroides y provocar un agrandamiento de esta.

Existen tres categorías principales de goitrógenos de origen alimentario:

∝ flavonoides
∝ tiocianatos
∝ goitrinas

Los compuestos flavonoides se encuentran de forma natural en muchas frutas, verduras y plantas. Las investigaciones han demostrado que los flavonoides tienen numerosas propiedades saludables, como sus efectos antiinflamatorios y antioxidantes. Algunos ejemplos de productos naturales ricos en flavonoides son las bayas, los pomelos, los limones, el té verde, la lechuga, la col rizada, las uvas, los pimientos rojos, el apio y el vino tinto.

Aunque los compuestos flavonoides conllevan muchos beneficios para la salud, el excesivo consumo de algunos de ellos puede interferir en la función tiroidea. Esto es especialmente cierto si tienes carencia de yodo o afecciones relacionadas con la tiroides.

Un gran número de plantas tienen propiedades goitrogénicas y pueden interferir en la función tiroidea. De este modo, y aunque ejercen efectos beneficiosos, las personas con problemas de tiroides, o aquellas susceptibles de sufrir una carencia grave de yodo, pueden experimentar problemas relacionados con la tiroides en caso de consumo elevado.

Algunos ejemplos de goitrinas son la col rizada, las coles de Bruselas, las hojas de mostaza y el repollo. Cocinar estas verduras puede ayudar a reducir sus efectos goitrogénicos. Si padeces una enfermedad tiroidea o tienes carencia de yodo, habla con tu médico sobre los alimentos goitrogénicos.

Ejemplos de goitrógenos[45]

Categorías	Ejemplos
Alimentos	brócoli, repollo, coliflor, col rizada, nabos, soja, mijo, habas, mandioca, boniato, berza, bayas, tés, etc.
Compuestos químicos	hidrocarburos polihalogenados, bifenilos polibromados (PBB) y policlorados (PCB) (añadidos a plásticos como los que se encuentran en televisores, monitores de ordenador, tapicerías, alfombras, espumas de plástico, etc.), pesticidas (clorobenzoato, DDT, lindano, dioxina)
Carencias nutricionales	las carencias de hierro, selenio y vitamina A pueden interferir en el funcionamiento normal de la tiroides

Si tienes un bulto en la parte inferior del cuello o síntomas de bocio, pide cita con un médico para que te haga un diagnóstico. Te examinarán la glándula tiroides y su funcionamiento. Tu médico puede pedirte análisis de sangre y otras pruebas como una ecografía, una tomografía computarizada (TC), una biopsia o un análisis de yodo en orina. También analizará tu dieta y otros factores nutricionales que puedan interferir en tu función tiroidea.

El tratamiento del bocio depende de su gravedad, sus causas y de las opciones disponibles. El tratamiento puede incluir cirugía si el bocio obstruye la respiración.

En el caso del bocio leve provocado por una carencia de yodo, la corrección de los niveles de yodo puede ser suficiente para subsanar el bocio y restablecer la función tiroidea normal. Tu médico evaluará todas las opciones de tratamiento en función de tus necesidades sanitarias individuales.

Más adelante hablaremos de los distintos tipos de tratamientos con yodo disponibles, así como de las fuentes dietéticas de yodo que resultan beneficiosas.

HIPOTIROIDISMO

El hipotiroidismo es una enfermedad en la que la glándula
tiroides es poco activa y no produce suficientes hormonas
tiroideas. Como se ha mencionado, las hormonas tiroideas
ayudan a regular numerosas funciones vitales del cuerpo tales como la digestión, la regulación de la temperatura, el ritmo cardiaco, los niveles de energía y mucho más.

Existen múltiples y diversas causas para el hipotiroidismo, pero a nivel mundial la carencia de yodo sigue conside-
rándose la causa más común de hipotiroidismo en adultos.[46]
Los factores ambientales, como el suelo, el agua y la nutrición, desempeñan un destacado papel. Esta afección es más
frecuente en mujeres que en hombres. Si tienes antecedentes
de carencia de yodo o afecciones relacionadas con la tiroides
(como hipotiroidismo o hipertiroidismo), tu organismo es más
sensible a las afecciones tiroideas relacionadas con el yodo.

Otras causas de hipotiroidismo son:

- radioterapia
- tratamiento con yodo radiactivo
- cirugía de tiroides
- tiroiditis de Hashimoto
- ciertos medicamentos
- problemas con la hipófisis
- embarazo (algunas mujeres pueden desarrollar un
  hipotiroidismo posterior al embarazo denominado
  tiroiditis posparto)

La tiroiditis de Hashimoto también se denomina *tiroiditis linfocítica autoinmune crónica*. Es la causa más frecuen-

te de hipotiroidismo en muchos países. Se trata de una enfermedad autoinmune en la que los glóbulos blancos y los anticuerpos del propio organismo atacan las células de la glándula tiroides, dañando la función tiroidea.

Los científicos desconocen la causa exacta de la tiroiditis de Hashimoto, pero creen que los factores genéticos pueden influir. Por ejemplo, si tienes antecedentes familiares de ciertos trastornos autoinmunes (enfermedad de Graves, diabetes tipo 1, enfermedad de Addison, lupus, artritis reumatoide), puedes tener mayor riesgo de desarrollar la afección.

El hipotiroidismo también puede estar causado por la radioterapia aplicada para ciertos tipos de cáncer, el tratamiento con yodo radiactivo para el hipertiroidismo (tiroides hiperactiva), la cirugía para extirpar la glándula tiroides o ciertos medicamentos (amiodarona, litio, estavudina y otros). Tu médico puede darte más detalles sobre todas las posibles causas del hipotiroidismo.

Los síntomas del hipotiroidismo incluyen:

- ∝ cansancio excesivo
- ∝ uñas quebradizas
- ∝ estreñimiento
- ∝ depresión
- ∝ dolores de cabeza
- ∝ ritmo cardiaco lento
- ∝ colesterol alto
- ∝ bocio
- ∝ problemas de aprendizaje o de memoria
- ∝ piel seca
- ∝ manos y pies fríos
- ∝ caída del cabello
- ∝ debilidad muscular
- ∝ problemas de fertilidad, irregularidad menstrual y complicaciones en el embarazo en el caso de la mujer
- ∝ rigidez articular
- ∝ cara hinchada
- ∝ aumento de peso
- ∝ crecimiento lento en los niños

Dado que los trastornos tiroideos pueden producirse por muchas razones diferentes, es posible que necesites varias pruebas distintas para diagnosticar la causa del hipotiroidismo.

Si tienes síntomas de tiroides hipoactiva, como hinchazón del cuello, frecuencia cardiaca lenta u otros signos físicos, tu médico te pedirá determinados análisis de sangre para comprobar tu función tiroidea.

Uno de los análisis es el de la hormona estimulante de la tiroides (TSH). Determina la cantidad de TSH que produce la hipófisis. El intervalo normal de TSH oscila entre 0,4 y 4,0 miliunidades internacionales por litro si no estás en tratamiento tiroideo. Si el nivel de TSH es alto, significa que tienes una glándula tiroides hipoactiva. Tu hipófisis está produciendo más TSH para activar la glándula tiroides y que produzca más hormonas tiroideas. ¿Recuerdas el bucle de retroalimentación negativa del que hablamos antes? Básicamente, la hipófisis genera TSH para instar a la glándula tiroides a que produzca hormonas tiroideas. Demasiada o muy poca TSH, y la función de la glándula tiroides se verá afectada.

Si tus niveles de TSH son bajos, significa que padeces una afección por hiperactividad (hipertiroidismo). La hipófisis produce menos TSH porque la glándula tiroides produce demasiada hormona tiroidea.

Otros análisis para comprobar la función tiroidea incluyen el de tiroxina (T4). Como hemos comentado anteriormente, la T4 es una hormona tiroidea producida por la glándula tiroides. Si tu nivel de T4 es bajo y el de TSH es alto, es posible que padezcas hipotiroidismo. Si tu nivel de T4 es normal, tu médico puede comprobar tu nivel de triyodotironina (T3). Si tu nivel de T3 es bajo, es posible que padezcas hipotiroidismo.

Ten en cuenta que, dado que existen varias causas de hipotiroidismo en función de tus factores individuales, tu médico puede comprobar tus niveles de yodo y realizar otras pruebas que considere oportunas para diagnosticar la causa de tu afección tiroidea.

Si tu hipotiroidismo está relacionado con una carencia de yodo, tu médico te hablará de los tratamientos disponibles, incluyendo la nutrición y la dieta que pueden influir en tu función tiroidea. Es posible que te hable de evitar o limitar los alimentos goitrogénicos, como los productos derivados de la soja, que pueden interferir en la función tiroidea si tienes una carencia grave de yodo.

Si estás embarazada o planeas estarlo, tener unos niveles equilibrados de yodo para que la glándula tiroides funcione correctamente es importante para un embarazo normal y para la salud de tu bebé.

Los riesgos del hipotiroidismo durante el embarazo incluyen:

∝ aborto espontáneo
∝ anemia
∝ muerte fetal
∝ preeclampsia
∝ parto prematuro

∝ bajo peso al nacer
∝ defectos de nacimiento
∝ problemas en el desarrollo cerebral del feto

Informa a tu médico si tienes antecedentes de trastornos relacionados con la tiroides o la carencia de yodo. Él puede comprobar tu función tiroidea y vigilarla durante el embarazo y después del parto para detectar cualquier problema vinculado a la tiroides.

TRASTORNOS DEL DESARROLLO CEREBRAL Y FÍSICO

El yodo es un micronutriente esencial que constituye un componente clave de la hormona tiroidea necesaria para el desarrollo cerebral y físico normal, especialmente durante el desarrollo fetal y la primera infancia. La carencia de yodo es la causa prevenible más frecuente de trastornos del desarrollo cerebral.

Los micronutrientes favorecen el embarazo normal y el crecimiento del feto. La glándula tiroides del feto no empieza a producir hormonas tiroideas hasta el segundo trimestre del embarazo (alrededor de las 20 semanas de gestación). La hormona tiroidea T4 libre de la madre contribuye a los niveles totales de hormona tiroidea del bebé durante la fase previa al nacimiento y en el periodo inmediatamente posterior a este.[47] Por ello, tener unos niveles equilibrados de yodo durante el embarazo es crucial para el desarrollo normal del feto.

El recién nacido experimenta un fuerte aumento de la hormona estimulante de la tiroides (TSH) poco después de nacer (30-60 minutos), lo que promueve la producción de T4 y T3 por parte de la glándula tiroides. Los lactantes producen el triple de T4 que los adultos, pero los niveles de T4 y T3 empiezan a descender lentamente durante los primeros días tras el nacimiento. Los niveles de hormonas tiroideas siguen disminuyendo lentamente durante la infancia y la niñez. Pero los bebés nacen con muy poco yodo almacenado y dependen de la leche materna o de los preparados para lactantes para satisfacer sus necesidades de yodo y seguir produciendo T4.

Esa es la razón por la que durante el embarazo las necesidades de yodo de la mujer aumentan para favorecer la gestación y el desarrollo del bebé. Una carencia grave de yodo durante el embarazo puede provocar un bajo funcionamiento de la tiroides e hipotiroidismo tanto en la madre como en el feto, con consecuencias negativas para la salud de ambos. Los científicos están aumentando sus conocimientos acerca de los efectos de la carencia de yodo de leve a moderada en el desarrollo cerebral y físico del feto.

Los cambios en la función tiroidea son habituales en las mujeres poco después del parto, y muchas mujeres experimentan hipo o hipertiroidismo durante esta fase en relación con las anteriores (antes o durante el embarazo). La incidencia de la tiroiditis autoinmune (inflamación de la glándula tiroides) después del parto es de alrededor del 5%, y suele producirse entre uno y cuatro meses después del parto. Normalmente se da más en mujeres que ya tenían una tiroiditis leve antes del embarazo, que empeora después del parto.

La vía que sigue la citada afección parte de una tirotoxicosis temporal, que se convierte en hipotiroidismo temporal, seguido de un retorno a la función tiroidea normal (eutiroidismo). La función tiroidea normal suele volver al final del primer año después del parto, a menos que exista un trastorno tiroideo que complique la recuperación de la tiroides.

Aunque se sabe que la carencia de yodo aumenta el riesgo de trastornos tiroideos, los estudios realizados hasta ahora no han demostrado que la carencia de yodo durante el embarazo cause tiroiditis después del parto. Sin embargo, no se ha descartado como posible factor relacionado con la aparición de trastornos tiroideos. Se necesitan más investigaciones para comprender el impacto de los distintos niveles de yodo durante el embarazo y después del parto, sobre todo porque las pruebas indican que muchas mujeres experimentan una leve carencia de yodo durante el embarazo.

Según la OMS, se considera que los niños padecen una carencia leve de yodo cuando presentan niveles de concentración de yodo en orina de entre 50 y 99 µg/l. Gracias a la yodación de la sal, gran parte del mundo en desarrollo tiene yodo suficiente; sin embargo, como la yodación de la sal no es obligatoria en la mayoría de los países, millones de personas de todo el mundo corren el riesgo de padecer una carencia de yodo leve o moderada. De hecho, los estudios muestran que unos 350 millones de personas en Europa no tienen acceso a la sal yodada y corren el riesgo de sufrir una carencia de yodo de leve a moderada.[48]

Existe una necesidad urgente de realizar estudios mejor diseñados para conocer qué efectos (si los hay) tiene la carencia leve o moderada de yodo en las mujeres embarazadas y lactantes y en el desarrollo del feto y del lactante. Un estudio llevado a cabo en 2020 en Bangkok (Tailandia) con mujeres embarazadas con una carencia leve de yodo que recibieron suplementos diarios reveló que no había constancia de ningún efecto sobre el desarrollo del niño y sí un efecto ligeramente negativo sobre los niveles de hormonas tiroideas en las madres.[49]

Carecemos de información sobre la seguridad y eficacia de la administración de suplementos de yodo en los casos de carencia de yodo leve o moderada. Esto es importante, ya que los datos de las encuestas nutricionales realizadas en mujeres de numerosas regiones del mundo han demostrado que muchas presentan una carencia de yodo leve o moderada. ¿Compensa el organismo una carencia leve durante el embarazo? ¿Y una carencia moderada? ¿Tiene ello consecuencias a largo plazo para el desarrollo del niño?

Hasta ahora, seguimos sin tener respuestas claras para estas preguntas. Algunos estudios indican que puede haber alteraciones en el desarrollo cerebral y físico de los niños cuando las madres tienen una carencia moderada de yodo.[50] Pero se necesitan pruebas más concluyentes, que tomen en cuenta otros factores que pueden contribuir a los efectos negativos. En la actualidad, tampoco existe consenso entre los expertos en salud pública acerca de la dosis adecuada de suplementos de yodo y los límites de seguridad para las mujeres embarazadas y lactantes con carencia.

Los científicos también están estudiando qué efectos tienen (conjuntamente con la de yodo) las carencias de otros micronutrientes similares, como el selenio y el hierro, en el embarazo y el desarrollo del feto. Se trata de un campo que requiere más investigación, ya que algunos estudios han demostrado que existe una relación entre niveles bajos de hierro, niveles más altos de TSH y niveles más bajos de T4 en regiones donde hay una carencia leve de yodo. El hierro y el selenio también son micronutrientes importantes para un embarazo sano y un crecimiento y desarrollo normales del feto.

Actualmente, para prevenir la carencia de yodo relacionada con el embarazo, la Federación Internacional de Ginecología y Obstetricia recomienda el uso de sal yodada, pero cuando el acceso a la sal yodada es limitado recomienda administrar un suplemento de 250 µg de yodo al día.[51]

Del mismo modo que los niveles muy bajos de yodo durante el embarazo son perjudiciales tanto para la madre como para el bebé, un exceso de yodo también es perjudicial y puede afectar a la función tiroidea. El exceso de yodo puede desencadenar desequilibrios hormonales tiroideos en las mujeres embarazadas y causar afecciones autoinmunes relacionadas con la tiroides.

CÁNCER DE TIROIDES

El cáncer de tiroides —concretamente el cáncer papilar de tiroides (CPT) y el cáncer folicular de tiroides (CTF)— es la forma más común de cáncer relacionado con el sistema endocrino en todo el mundo.[52] Aunque se desconoce la causa exacta de los diferentes tipos de cáncer de tiroides, la carencia de yodo es considerada un factor de riesgo para determinados cánceres de tiroides, en particular el CTF.

Las investigaciones han demostrado que una carencia grave y prolongada de yodo provoca una sobreestimulación de la TSH y un mal funcionamiento de la glándula tiroides. Esto provoca cambios anormales en la glándula tiroides. El acceso a la sal yodada y el consumo adecuado de yodo a través de la dieta son medidas importantes para mantener el equilibrio de la hormona tiroidea.

Es posible que el cáncer de tiroides no presente signos o síntomas tempranos porque crece lentamente. La mayoría de las personas son diagnosticadas cuando ellas mismas o su médico observan un nódulo en el cuello.

Los síntomas pueden incluir:

- ∝ nódulos en el cuello
- ∝ problemas para respirar o tragar
- ∝ dolor al tragar
- ∝ fiebre
- ∝ voz ronca
- ∝ pérdida de peso

CÁNCER DE MAMA

No existen pruebas definitivas de la relación entre la carencia de yodo y el cáncer de mama. El yodo se encuentra en el tejido mamario y contribuye al desarrollo normal de este. El yodo también tiene propiedades antioxidantes y ofrece efectos protectores en el tejido mamario. Se necesitan más investigaciones para comprender mejor el posible papel del yodo en la salud mamaria.

CONSIDERACIONES DIETÉTICAS ESPECIALES

Los factores etnoculturales influyen en las elecciones dietéticas en todo el mundo y, sin duda, pueden afectar a los niveles de nutrición, incluido el micronutriente yodo. Por ejemplo, los estudios han demostrado que los veganos tienen un mayor riesgo de carencia de yodo debido a sus preferencias dietéticas.[53]

Esto se debe principalmente a que los productos lácteos tradicionales (basados en la leche de vaca), el marisco, los huevos y el pan tienen mayores cantidades de yodo que otros tipos de alimentos como las verduras. Eliminar dichos alimentos y sustituirlos por otros vegetales puede aumentar el riesgo de presentar niveles bajos de yodo, ya que las frutas y las verduras tienen cantidades insignificantes de yodo.

Si sigues unas prácticas dietéticas específicas, es importante que conozcas las causas y consecuencias de la carencia de yodo a largo plazo. Puede que necesites suplementar el yodo de tu dieta para asegurarte de que no desarrollas problemas de tiroides.

Si sigues una dieta especial, es conveniente que localices a un dietista o nutricionista culturalmente competente que pueda trabajar contigo para desarrollar recursos alimentarios que impliquen alimentos ricos en yodo. Una guía nutricional culturalmente relevante incorpora influencias culturales en tu dieta y puede ofrecerte recomendaciones que respeten tus elecciones basadas en tu etnia, cultura o creencias individuales.

Esto puede ser especialmente importante si estás embarazada y sigues una dieta vegana. Colaborar con un dietista culturalmente sensible puede ayudarte a comunicar tus necesidades dietéticas de forma eficaz con el fin de desarrollar objetivos que te permitan mantener el equilibrio nutricional, incluidos los niveles de yodo.

COMPRENDER LAS DISPARIDADES SANITARIAS

Es probable que últimamente hayas oído hablar mucho en los medios de comunicación de las disparidades sanitarias como consecuencia de la pandemia de COVID-19. La actual pandemia ha cambiado el mundo de muchas maneras fundamentales. Sin duda, ha aumentado la conciencia de nuestra dependencia del sistema sanitario en las comunidades en las que vivimos. ¿Podemos contar con este para que nos cuide? ¿Cuál es la calidad de la atención que recibiremos? ¿Qué factores afectan a esa atención? ¿Depende el tipo de atención que recibimos de nuestra raza, etnia, ingresos o sexo? Parece impensable, ¿verdad?

Si nunca te has planteado estas preguntas, es probable que no te hayan afectado las disparidades sanitarias. Pero existen y afectan a muchos millones de personas y a la atención que reciben cada día. Las disparidades sanitarias son desigualdades evitables relacionadas con un problema de salud, con una lesión o con la capacidad de determinados grupos de alcanzar una salud óptima debido a la falta de recursos y a factores socioeconómicos.

Los datos han demostrado que las disparidades sanitarias afectan de forma desproporcionada a determinados grupos raciales, étnicos y socioeconómicamente desfavorecidos. Y estas poblaciones experimentan peores consecuencias de enfermedades prevenibles, lesiones y otros problemas médicos. Estos efectos pueden durar varias generaciones. Por ejemplo, las disparidades que afectan a una madre embarazada pueden afectar también a su bebé, perpetuando las consecuencias negativas durante años.

Aunque las disparidades sanitarias han formado parte de las estadísticas poblacionales durante generaciones, su impacto no ha estado bien documentado hasta hace poco, sobre todo en el caso de algunos grupos. Sin embargo, desde que empezó la pandemia, las organizaciones relacionadas con la salud pública, las orientadas a la política y otros grupos afectados han estado concienciando activamente y promoviendo la inclusión para aumentar la igualdad sanitaria.

La escasa representación de diversos grupos raciales/étnicos en los estudios de investigación científica sobre las condiciones de salud ha afectado negativamente al bienestar individual y comunitario, así como a la asignación de recursos, algo que puede alargarse durante años.

Esto se debe a que algunos de estos grupos no aparecían incluidos en las métricas para la evaluación de las enfermedades, lo que creaba lagunas de conocimiento. Pero los científicos están empezando a reconocer que la raza, la etnia y los factores socioambientales desempeñan un papel importante en la prevalencia, la progresión y el impacto de las enfermedades. Y la inclusión de una amplia representación de la población que conforma la diversidad étnica y racial de una comunidad es crucial para comprender las necesidades sanitarias de la comunidad.

¿QUÉ CONTRIBUYE A LAS DISPARIDADES SANITARIAS?

Las investigaciones demuestran que las causas de las disparidades sanitarias son complejas y que intervienen múltiples factores. Entre ellos figuran la discriminación, los traumas, los prejuicios culturales y otras cuestiones socioambientales tales como la vivienda, el empleo, la contaminación, la educación, los ingresos y la disponibilidad de recursos. El acceso desigual a los recursos necesarios para mejorar la calidad de vida también contribuye a las disparidades sanitarias.

¿CÓMO PALIAR LAS DISPARIDADES SANITARIAS?

Los cambios en los determinantes sociales de la salud (DSS) pueden ayudar a reducir los riesgos asociados a las disparidades sanitarias. Los determinantes sociales de la salud son aquellas condiciones socioambientales presentes en los lugares donde viven, aprenden, trabajan y socializan las personas y que afectan a su calidad de vida y a su salud. Los programas de salud pública y la colaboración con las partes interesadas de la comunidad para mejorar el acceso a la atención sanitaria, sumados a la alfabetización sanitaria (comprensión de la información sanitaria) y a las iniciativas de bienestar para ampliar el acceso a alimentos asequibles y saludables y a distintas opciones de estilo de vida, pueden marcar la diferencia.

A nivel mundial, la carencia de yodo afecta de forma desproporcionada a las comunidades socioeconómicamente desfavorecidas. Factores como el lugar donde vive una persona y su acceso a alimentos nutritivos influyen en su salud. Esto incluye las limitaciones en el acceso a la sal yodada, que pueden aumentar el riesgo de carencia de yodo.

DISPARIDADES EN LA PREVALENCIA DE ENFERMEDADES: ¿QUIÉN CORRE EL RIESGO DE PADECER CARENCIA DE YODO?

Desde que se descubrió el papel del yodo en la salud tiroidea, los índices de bocio endémico y de carencia grave de yodo se han visto reducidos considerablemente en todo el mundo. Esto se debe en gran medida al acceso y uso de sal yodada en la mayoría de los hogares. Hace más de cien años que sabemos que la carencia de yodo es un problema prevenible, así que ¿por qué sigue habiendo millones de personas en riesgo de padecerlo? Las disparidades sanitarias descritas anteriormente son una de las principales razones.

La carencia grave de yodo sigue existiendo en comunidades donde la gente vive en condiciones ambientales precarias. No tienen acceso a fuentes de alimentos nutritivos debido a los DSS antes mencionados en el lugar donde viven, o no tienen acceso a la sal yodada. La carencia grave de yodo sigue siendo común en diversas zonas de África, Asia, Europa del Este y las regiones del Mediterráneo oriental.[54]

Hay otras regiones del mundo que sufren una carencia de yodo de leve a moderada por diversos motivos. Entre ellas se encuentran países como Irak, Finlandia, Noruega, Rusia, Líbano, Israel e Italia, entre otros.[55] Asimismo, algunos grupos vulnerables específicos, como los que siguen dietas restrictivas y los que viven en zonas donde el suelo y el agua han sido desprovistos de yodo, también son susceptibles a la carencia de este mineral.

La carencia leve de yodo se halla presente en todo el mundo. Según la Organización Mundial de la Salud, más de 50 millones de personas padecen disfunciones cerebrales relacionadas con la carencia de yodo.[56] La carencia de yodo tiene implicaciones a largo plazo, ya que las investigaciones han demostrado que una carencia grave de yodo durante las primeras etapas del desarrollo cerebral puede reducir el cociente intelectual (CI) hasta en quince puntos.

La medición de los niveles de yodo por grupos de edad no es fiable porque resulta difícil obtener resultados precisos, y esto puede plantear problemas a la hora de definir quién necesita suplementos de yodo o cambios en la dieta. Los grupos más vulnerables al riesgo de carencia de yodo son aquellos que necesitan cantidades más elevadas para mantener el funcionamiento normal de la hormona tiroidea durante determinados periodos de crecimiento, así como quienes no tienen acceso a recursos nutricionales sólidos.

La exposición a determinados factores ambientales también puede aumentar el riesgo de carencia de yodo debido al bloqueo de su absorción por parte del organismo. Por ejemplo, las investigaciones han demostrado que el contacto con ciertas toxinas como el nitrato, el perclorato y el tiocianato pueden impedir que la glándula tiroides y el intestino absorban el yodo. Estos productos se encuentran de manera común en el medio ambiente, lo que provoca una exposición humana habitual a través del agua y los alimentos. Por ejemplo, el tiocianato se encuentra en la leche y las verduras.[57]

Un estudio canadiense descubrió que determinadas dietas (baja ingesta de lácteos y sal yodada), ser vegano o vegetariano, las condiciones ambientales (el lugar de residencia) y el tabaquismo se asociaban a un mayor riesgo de carencia de yodo.[58]

Dado que el feto depende exclusivamente de las hormonas tiroideas de la madre al principio del embarazo, es importante que las mujeres en edad fértil tengan unos niveles adecuados de yodo. Esto es especialmente importante en la medida en que el 40% de los embarazos no son planificados.[59]

Entre los grupos vulnerables figuran:

- mujeres embarazadas
- mujeres en periodo de lactancia
- bebés no nacidos
- recién nacidos y lactantes
- quienes siguen dietas especiales

Más adelante entraremos en más detalles sobre el contenido en yodo de los alimentos más comunes. Por ahora, es importante destacar que los productos lácteos y el marisco contienen grandes cantidades de yodo. Si evitas o eliminas de tu dieta los productos lácteos, los huevos, el marisco y el pan, puedes correr un mayor riesgo de padecer una carencia de yodo a largo plazo. Las posibilidades aumentan si tales alimentos no se ven sustituidos por otros nutrientes para compensar las restricciones alimentarias.

En EE. UU., la mayor parte de la ingesta de yodo procede de los productos lácteos. Se calcula que estos proporcionan alrededor del 60-70% de la ingesta de yodo en niños de 6 a 12 años, y casi el 50% en adultos. Otras fuentes son la sal yodada, el agua y los suplementos, que representan entre el 10 y el 20% de la ingesta total.

Sin embargo, es difícil predecir con exactitud los niveles de yodo presentes en las fuentes de alimentos, ya que otros factores, como el tipo de alimentación animal, la ubicación geográfica o la presencia de goitrógenos en los piensos, pueden provocar cambios en los niveles.

Niveles de yodo y consumo de fuentes clave de yodo en la población estadounidense, con especial atención a las mujeres en edad reproductiva (NHANES 2011-2014)[60]

Grupo racial/ étnico*	Asiático	Negro	Hispano	Blanco
Nivel de yodo en orina	81 mcg/l	124 mcg/l	133 mcg/l	106 mcg/l
Consumo de lácteos	119 gramos	113 gramos	154 gramos	162 gramos
Consumo de soja (goitrógeno que puede bloquear la absorción de yodo)	18 gramos	1 gramo	9 gramos	8 gramos

* Las participantes eran mujeres no embarazadas y no lactantes de entre 15 y 44 años.

El estudio reveló que ciertos grupos asiáticos consumían más productos de soja y algas marinas, mientras que los negros estadounidenses consumían menos pan y lácteos. Las mujeres asiáticas presentaban una leve carencia de yodo según los niveles de yodo en orina.

Aún no está claro en qué medida la dieta, la raza u otros factores genéticos individuales contribuyen a los bajos niveles de yodo existentes entre determinados grupos raciales/étnicos. Los estudios futuros que examinen el papel de las consideraciones etnoculturales, dietéticas y socioambientales relacionadas con la carencia de yodo serán valiosos para dar forma a las recomendaciones sobre los niveles de yodo necesarios para los distintos grupos de población.

Además, la mayor parte (70%) de la ingesta de sal en EE. UU. procede de alimentos preparados fuera del hogar (restaurantes, comercios), que no necesariamente se elaboran con sal yodada.[61] Y solo aproximadamente en el 53% de los hogares la sal de mesa está yodada.[62] Curiosamente, las personas que consumían menos sal presentaban mayores niveles de yodo en orina. Dado que los datos de la encuesta estadounidense sobre nutrición (NHANES) no recogen los tipos de sal consumidos (yodada frente a no yodada), es difícil saber cómo contribuye el consumo de sal a los niveles de yodo. Se trata, no obstante, de un aspecto importante que deben conocer las personas que siguen dietas restrictivas en sal por motivos de salud (como la hipertensión arterial).

Los investigadores también necesitan comprender mejor cómo afecta la dieta a determinados grupos que necesitan mayores cantidades de yodo y qué factores pueden estar contribuyendo a los bajos niveles de yodo presentes en estos grupos. Conocer los efectos de los patrones dietéticos en grupos raciales/étnicos específicos puede ayudar a garantizar unos niveles de yodo equilibrados, especialmente en el caso de los grupos vulnerables.

Es necesario seguir investigando para determinar las diferencias en la ingesta de yodo en función de los hábitos dietéticos etnoculturales y del consumo de alimentos, que hasta ahora no han sido bien documentadas en los estudios de investigación.

SIGNOS Y SÍNTOMAS DE LA CARENCIA DE YODO

Tus necesidades de yodo dependen de tu edad y también varían a lo largo de las distintas etapas de tu vida. Si tus niveles de yodo son normales, la glándula tiroides solo retiene el 10% del yodo que ingieres a través de la dieta; el resto se elimina a través de la orina. Sin embargo, en las personas con carencia de yodo de larga duración, la glándula tiroides intentará captar casi el 80% del yodo que circula por la sangre. Esto se hace para compensar los bajos niveles de yodo y permitir que la glándula tiroides produzca hormonas tiroideas. He aquí una de las razones del bocio o inflamación de la glándula tiroides en individuos con una carencia grave de yodo.

Ahora echemos un vistazo a algunos síntomas comunes asociados a la carencia de yodo; algunos de ellos también se observan en el hipotiroidismo (tiroides hipoactiva), ya que la falta de yodo puede ralentizar la función de la glándula tiroides y disminuir las hormonas tiroideas circulantes. Y, como ya hemos comentado, el hipotiroidismo puede ser un signo de carencia de yodo. Pero no todas las causas de hipotiroidismo se deben al yodo.

Tengamos en cuenta que los siguientes son solo algunos de los posibles síntomas propios de la carencia de yodo o de un trastorno relacionado con la tiroides. No se trata de una lista completa de todos los posibles síntomas asociados a la carencia de yodo o a trastornos tiroideos.

Si estás experimentando cambios en tu estado de salud, concierta una cita para comentar los síntomas con tu médico, que podrá proporcionarte más información sobre las posibles causas de tu enfermedad.

Algunos síntomas son:

∝ aumento repentino de peso

∝ cansancio, debilidad

∝ bocio (hinchazón del cuello)

∝ caída del cabello

∝ sensación de frío

∝ piel seca

∝ problemas con el ritmo cardiaco

∝ problemas de memoria y aprendizaje

∝ en el caso de las mujeres, ciclos menstruales (reglas) irregulares o abundantes

∝ Complicaciones relacionadas con el embarazo

Como el organismo corre el riesgo de no producir suficientes hormonas tiroideas cuando tiene un nivel bajo de yodo, esto puede propiciar un metabolismo lento y falta de energía, ya que las hormonas tiroideas controlan numerosos aspectos del funcionamiento normal del organismo, como el metabolismo, el crecimiento, el desarrollo y la reparación de las células dañadas.

Cuando tu metabolismo se ralentiza, puedes ganar peso porque los alimentos que ingieres no se convierten en energía. Esto también puede producir cansancio y debilidad.

Las hormonas tiroideas también ayudan a regenerar los folículos pilosos, por lo que su carencia puede provocar la caída del cabello. Las investigaciones han descubierto que esto ocurre tanto en las personas con antecedentes familiares de caída del cabello como en las que tienen una tiroides hipoactiva.

Además, más del 80% de las personas con una glándula tiroides hipoactiva son sensibles a las bajas temperaturas. Una de las razones puede hallarse en un metabolismo lento causado por niveles bajos de hormonas tiroideas.

La carencia de yodo también puede hacer que el corazón lata más despacio de lo normal, lo que, llegados a cierto punto, puede provocar mareos, cansancio, debilidad y también un mayor riesgo de sufrir desmayos.

Las hormonas tiroideas ayudan al cerebro a crecer y desarrollarse, especialmente en los primeros años de vida. Sin embargo, el organismo sigue necesitando la hormona tiroidea a lo largo de las distintas etapas de la vida para funcionar con normalidad. La parte del cerebro que controla el aprendizaje (hipocampo) puede ser más pequeña en bebés con bajos niveles de hormona tiroidea.[63]

Un nivel muy bajo de hormonas tiroideas (hipotiroidismo) puede provocar una emergencia médica denominada mixedema. Esta afección puede poner en peligro la vida y requiere tratamiento médico inmediato.

DIAGNÓSTICO

Los síntomas de la carencia de yodo pueden tardar en manifestarse. A menudo, las personas no saben que tienen una carencia de yodo hasta que notan hinchazón en el cuello (bocio) debido a cambios en el nivel de hormonas tiroideas, o bien es descubierto durante un chequeo médico rutinario.

Es importante que hables con tu médico si tienes sospechas de carencia de yodo o de hipotiroidismo. Es probable que tu médico te haga análisis de sangre para comprobar tu función tiroidea si experimentas ciertos síntomas de enfermedad tiroidea tales como cambios repentinos de peso, sensibilidad a la temperatura, cambios relacionados con la menstruación o bocio. También te preguntará sobre tu dieta para estimar tu ingesta de yodo si sospecha que puede ser deficitaria.

Existen diferentes pruebas para comprobar los niveles de yodo y la función tiroidea; sin embargo, cada tipo de prueba presenta retos y limitaciones.[64] Dependiendo de la prueba, esta puede resultar cara, requerir incómodas muestras múltiples de orina o ser inexacta de cara a decidir el mejor tratamiento. La realización conjunta de análisis de sangre, pruebas de imagen y análisis de yodo en orina, junto con una encuesta dietética sobre tu ingesta de yodo, pueden proporcionar una imagen más completa de la salud de tu tiroides y de tus niveles de yodo.

El análisis de yodo en orina por sí solo puede presentar grandes variaciones en función de los cambios en la ingesta diaria de yodo a través de la dieta, el agua, el uso de sal yodada y otras fuentes dietéticas.[65] Por este motivo, evaluar la cantidad de yodo que se obtiene a través de las fuentes dietéticas es un paso importante, aunque a menudo pasado por alto, a la hora de comprobar los niveles de yodo y adaptar los planes dietéticos en función de la ingesta de yodo para conseguir un mejor equilibrio de este elemento.

He aquí algunas de las opciones disponibles:

∝ análisis de sangre para comprobar la función tiroidea (método fiable)
∝ análisis de concentración de yodo en orina de 24 horas
∝ análisis de yodo en orina al azar
∝ prueba del parche cutáneo de yodo (no fiable)
∝ pruebas de imagen (ecografía o gammagrafía tiroidea)

Tengamos en cuenta que la carencia de yodo es difícil de diagnosticar y que muchos tipos de pruebas no proporcionan una lectura precisa de nuestros niveles de yodo. Los estudios han demostrado que los métodos de análisis de orina por sí solos no son precisos a la hora de estimar los niveles de yodo.[66] La comprobación del contenido en yodo de la dieta es un elemento importante que debe incluirse en los análisis de yodo en orina para comprender mejor los niveles generales de yodo.

Si tienes síntomas de carencia de yodo, consulta a tu médico sobre las posibles pruebas. Él evaluará tu estado de salud completo para diagnosticar la causa de tus síntomas específicos y orientar el tratamiento, incluida la prescripción de medicamentos para un trastorno tiroideo, o suplementos de yodo si es necesario.

Algunas pruebas disponibles no son precisas y basarte en ellas para tomar decisiones sobre tu dieta o tus necesidades de suplementos puede empeorar los problemas relacionados con la tiroides.

ANÁLISIS DE CONCENTRACIÓN DE YODO EN ORINA

Existen diversos tipos de análisis destinados a estimar la cantidad de yodo presente en la orina.[67] La prueba de eliminación de yodo en orina (IUE, por sus siglas en inglés) es barata y se utiliza habitualmente para realizar pruebas de yodo a gran escala en la población. Proporciona una instantánea rápida de los niveles de yodo. Los organismos sanitarios suelen realizarla para determinar los niveles de yodo de la población general. Sin embargo, no es exacta a la hora de medir los niveles de yodo individuales porque estos pueden variar mucho.

Para obtener una imagen más precisa de los niveles de yodo en orina, sobre todo en el caso de los individuos, la recogida y el análisis de orina de 24 horas pueden proporcionar datos más completos sobre el nivel de yodo. Sin embargo, se trata de un método más molesto y más caro. Además, pueden producirse fallos en esta prueba si la muestra no se recoge y almacena adecuadamente antes del análisis.

Los niveles de yodo en orina pueden cambiar en función del momento de la recogida, el estado de ayuno, la cantidad de yodo ingerida antes del análisis de orina, el consumo de agua y otros factores independientes.[68] Los estudios han demostrado que las condiciones previas al análisis pueden alterar los niveles de UIC, lo que plantea importantes retos para las evaluaciones sanitarias.

Por ejemplo, un estudio de niños de entre 6 y 12 años reveló que aquellos que se saltaron el desayuno antes de la prueba matutina de UIC tenían niveles de yodo entre 40 y 50 mcg/l más bajos que quienes desayunaron.[69] Comprender las condiciones previas a la prueba y tenerlas en cuenta puede mejorar las pautas por las que esta se rige y la interpretación de los resultados.

Los análisis de concentración de yodo en orina proporcionan una estimación de la ingesta diaria de yodo. Para calcular la ingesta diaria, se utiliza la siguiente fórmula:

Yodo urinario (microgramos por litro) × 0,0235 × peso (kg) = ingesta diaria de yodo.[70]

Esto supone que el 92% del yodo se elimina por la orina en 24 horas.

Ejemplo: Si una mujer que pesa 70 kg tiene un nivel de eliminación de yodo en orina de 130 mcg/l, su ingesta diaria estimada de yodo sería: 130 mcg/l × 0,0235 × 70 kg = 214 mcg.

Esto cumpliría con la RDA de yodo para adultos (150 mcg) y estaría por debajo del límite máximo de 1.100 mcg.

Tu médico puede explicarte los distintos tipos de análisis de yodo en orina y su precisión. También puede explicarte por qué puede ser necesario un determinado análisis y qué puedes esperar de él.

PRUEBA DEL PARCHE CUTÁNEO DE YODO

La del parche cutáneo de yodo es una prueba antigua y poco precisa para determinar los niveles de yodo, aunque sigue siendo popular porque es sencilla y barata. El falso fundamento de esta prueba se basa en la rapidez con la que se absorbe la disolución de yodo colocada sobre la piel. La teoría es la siguiente: cuanto más rápido desaparece un parche de disolución de yodo al aplicarlo sobre la piel, mayor carencia de yodo. Mientras que, si tarda 24 horas en desaparecer, los niveles de yodo están bien.

Esto no es científicamente exacto, ya que el yodo se oxida cuando se expone al aire y como consecuencia se evapora. Además, la absorción a través de la piel varía de una persona a otra y no es una medida exacta de los niveles de yodo. La piel absorbe una parte del yodo, pero es imposible determinar los niveles o necesidades de yodo basándose en la prueba del parche cutáneo.

CONOCE EL PAPEL DEL YODO EN TU SALUD

Varias organizaciones sanitarias han recomendado que las mujeres embarazadas y lactantes tomen diariamente un suplemento multivitamínico o mineral que contenga 150 µg de yodo.[71]

Una encuesta realizada en 2017 a 199 matronas y 277 obstetras en EE. UU. reveló que, aunque un tercio cree que las mujeres sufren carencia de yodo, la mayoría no recomienda vitaminas que contengan yodo a quienes planean un embarazo, a quienes están embarazadas y a las madres lactantes.[72] También puede sorprendernos saber que solo alrededor del 60 % de las vitaminas prenatales que se venden en EE. UU. contienen yodo. Las recomendaciones de las citadas organizaciones no han sido adoptadas universalmente.

Para ser claros, siempre que se siga una dieta equilibrada que contenga cantidades adecuadas de yodo, no hay de qué preocuparse. Los estudios de población realizados en los últimos 50 años muestran que ciertos grupos de personas son vulnerables a la carencia de yodo y a sus efectos nocivos sobre la salud. Recordemos que, según la OMS, la carencia de yodo es la causa prevenible más frecuente de discapacidades en el desarrollo cerebral del feto y del lactante.

La encuesta sobre nutrición de los Centros para el Control y Prevención de Enfermedades (NHANES) sugiere que solo alrededor del 20% de las mujeres embarazadas y alrededor del 15% de las mujeres lactantes en EE. UU. toman un suplemento que contenga yodo. Dado que casi el 40% de los embarazos no son planificados, es importante que las mujeres comprendan el papel crucial que desempeña el yodo en el desarrollo temprano del feto y corrijan sus carencias antes del embarazo.

La cantidad de yodo en la leche materna puede variar en función de lo que ingiera la madre unas horas antes de amamantar al bebé. Los lactantes dependen de la leche materna como única fuente de yodo. Por ello, corren el riesgo de padecer una carencia de yodo que afecte a su crecimiento y su desarrollo si la dieta de su madre es habitualmente pobre en yodo. Sin embargo, aunque la dieta de la madre influye en los nutrientes de la leche materna —y en la nutrición del bebé—, aún no está claro hasta qué punto es un factor determinante.

Cuando se sospecha una carencia de yodo en una madre lactante, se mide el contenido en yodo de la leche materna. En cambio, para conocer los niveles de yodo de un lactante o un niño pequeño, se miden sus niveles de yodo en orina. En la actualidad, los niveles de concentración de yodo en orina no son una medida fiable basada en los diversos estándares internacionales relacionados con el yodo.

Es difícil evaluar con precisión los niveles de yodo. En realidad, el análisis de yodo en orina no es más que una instantánea de los últimos días. Sin embargo, a día de hoy los análisis de yodo en orina son el procedimiento más sencillo para conocer tus niveles de yodo. Si tus niveles son demasiado bajos o demasiado altos, es probable que tu médico te haga otras pruebas para comprobar tu función tiroidea.

Aunque los grupos sanitarios internacionales y los expertos médicos han expresado su preocupación por el hecho de que la carencia de yodo en las madres lactantes pueda afectarlas a ellas y a sus bebés, actualmente no existe un consenso mundial sobre las estrategias de prevención o los objetivos de equilibrio del yodo. La conciencia de las mujeres sobre los riesgos que implica la carencia de yodo durante el embarazo y la lactancia también es escasa, lo que contribuye a esos riesgos.

Dadas las consecuencias permanentes que acarrean unos niveles de yodo crónicamente bajos, es importante que conozcas los riesgos individuales, que aumentes tu concienciación sobre las causas de la carencia de yodo y que tomes medidas para corregir cualquier déficit. Un paso en este proceso es conocer tu riesgo específico en función de tu edad, dieta y antecedentes familiares de trastornos tiroideos. Los expertos coinciden en que tener unos niveles de yodo equilibrados y normales es una forma importante de prevenir los problemas de tiroides.

Ser consciente de la relación del yodo con tu salud en general puede ayudarte a controlar tu dieta y a mantener unos niveles adecuados a lo largo de tu vida. Y si estás planeando quedarte embarazada, o estás embarazada, habla con tu médico para asegurarte de que estás ingiriendo suficiente yodo y pregúntale si necesitas algún ajuste en tu dieta o si precisas un suplemento multivitamínico. Si te preocupa tu nivel de yodo, puedes pedirle a tu médico que lo compruebe.

4

RIESGOS DEL EXCESO DE YODO EN EL ORGANISMO

Puntos clave

∝ Ciertas afecciones tiroideas autoinmunes, como la enfermedad de Graves o la tiroiditis de Hashimoto, pueden hacerte más sensible a los cambios en los niveles de yodo y desencadenar una hiper o hipoactividad de la glándula tiroides.

∝ Algunos tipos de algas marinas, como las algas kelp, son las fuentes naturales más ricas en yodo.

∝ La intoxicación por yodo es una enfermedad rara pero grave que requiere tratamiento médico inmediato.

La mayoría de las personas pueden tolerar cambios en los niveles de yodo sin sufrir efectos negativos graves para la salud, siempre que dichos cambios sean temporales. Sin embargo, si padeces una afección tiroidea preexistente o has sufrido carencia de yodo en el pasado, puedes ser más vulnerable a trastornos tiroideos como el hipertiroidismo, el hipotiroidismo o afecciones tiroideas autoinmunes como la enfermedad de Graves si tomas demasiado yodo. Esto puede ocurrir incluso con pequeños aumentos en la ingesta de yodo, pero es particularmente arriesgado si te expones a altos niveles de yodo durante mucho tiempo o experimentas una sobredosis de yodo.

Las mujeres embarazadas también son más sensibles a los grandes cambios en los niveles de yodo. Los niveles superiores a 500 mcg/l se consideran exceso de yodo. Un estudio de 2021 realizado en una ciudad de la provincia china de Hubei —una zona con carencia histórica de yodo entre 2018 y 2020— sobre 515 mujeres embarazadas descubrió que aquellas con niveles superiores a 500 mcg/l presentaban mayores cantidades de hormona estimulante de la tiroides (TSH) y niveles bajos de T4 libre y corrían el riesgo de sufrir trastornos tiroideos.[73]

El estudio reveló que las mujeres que consumían más alimentos ricos en yodo (marisco, leche, sal yodada) y que tomaban multivitamínicos que contuvieran yodo presentaban mayores niveles de yodo en orina y mayor incidencia de trastornos tiroideos en comparación con aquellas que presentaban niveles de yodo bajos o incluso superiores a los adecuados. El estudio también desveló que en las mujeres con niveles de yodo excesivos los síntomas tempranos de hipotiroidismo leve eran el tipo más común de trastorno tiroideo.

Por lo general, los efectos del exceso de yodo sobre la tiroides son leves y temporales en las personas sanas. Pero el hipertiroidismo por exceso de yodo puede poner en peligro la vida de algunas personas sensibles a sus efectos. También es importante tener en cuenta que tanto la carencia como el exceso de yodo pueden manifestarse con síntomas similares, lo que dificulta discernir la causa real del mal funcionamiento de la tiroides. Por ello, si muestras síntomas que apuntan a problemas de tiroides, debes consultar a tu médico y obtener un diagnóstico preciso de tu afección. El equilibrio en los niveles de yodo es la clave para que la glándula tiroides funcione correctamente. Demasiado yodo o muy poco puede dañar la glándula tiroides si el desequilibrio se mantiene a largo plazo.

La exposición excesiva al yodo puede deberse a la ingesta de suplementos de yodo, como el yoduro potásico o los suplementos de algas kelp, a la ingestión de demasiados alimentos con alto contenido en yodo (lácteos, marisco, etc.), al consumo excesivo de sal yodada, a la exposición a medios de contraste radiológicos yodados en procedimientos médicos o a la toma de un medicamento llamado *amiodarona* para problemas relacionados con el ritmo cardiaco.

La amiodarona contiene 75 miligramos (mg) de yodo en cada comprimido de 200 mg. Puede provocar hipotiroidismo o tirotoxicosis (exceso de hormona tiroidea) en algunas personas. Otras fuentes de yodo con las que quizá no estés familiarizado son algunos jarabes para la tos, ciertos medicamentos bajo receta, enjuagues bucales, duchas vaginales, cosméticos y ciertos tipos de productos nutricionales.

No siempre es fácil saber cuánto yodo ingerimos a través de la dieta. Los expertos sugieren que los niveles de yodo superiores a 300 mcg (microgramos) se pueden considerar excesivos en niños y adultos, y los superiores a 500 mcg se consideran excesivos en mujeres embarazadas.[74]

Muchos alimentos, como los lácteos y el pan, contienen yodo que no figura en las directrices dietéticas nutricionales. Muchas empresas añaden al pan acondicionadores de masa que contienen yodo. Y la leche también puede contener yodo no declarado procedente de fuentes de alimentación animal y desinfectantes ricos en yodo utilizados durante el procesado de la leche.[75]

En muchos países, la administración pertinente no regula el uso de yodo en los productos alimentarios y no exige su inclusión en la lista. Más adelante hablaremos del contenido en yodo de algunos alimentos como los lácteos y el pan. Por ahora, es importante saber que para la mayoría de las personas estas fuentes de yodo no deberían ser motivo de preocupación. Pero consumir demasiado yodo de fuentes alimentarias puede contribuir a problemas de tiroides a largo plazo si ya eres susceptible a afecciones tiroideas.

Tengamos en cuenta que cualquiera de los factores anteriores puede ser responsable de un aumento de los niveles de yodo, pero es más probable que se produzca por una combinación de dichos factores; por ejemplo, si consumes una dieta rica en marisco y tomas suplementos de yodo. Además, si te extirpan la glándula tiroides (tiroidectomía) debido a tumores, hipertiroidismo o bocio, tu organismo puede volverse sensible al exceso de yodo.

La mayoría de los alimentos naturales no tienen un contenido en yodo tan alto como para causar problemas. Normalmente, las personas cubren sus necesidades diarias de yodo consumiendo sal yodada. Sin embargo, algunos tipos de alimentos son ricos en yodo, especialmente las algas marinas. Ingerir en demasía tales alimentos con regularidad puede agravar los problemas de tiroides existentes.

Según la Oficina de Suplementos Dietéticos de los Institutos Nacionales de la Salud,[76] existen límites máximos seguros para la ingesta de yodo en función de la edad. Superar estas cantidades, especialmente a largo plazo, puede aumentar el riesgo de desarrollar problemas relacionados con la tiroides y de intoxicación por yodo.

Niveles máximos diarios de yodo recomendados

Edad	Límite máximo diario de yodo
1-3 años	200 mcg
4-8 años	300 mcg
9-13 años	600 mcg
14-18 años	900 mcg
Adultos	1.100 mcg

Hoja informativa sobre el yodo de la Oficina de Suplementos Dietéticos de los Institutos Nacionales de la Salud

Antes de tomar suplementos de yodo, consulta siempre a tu médico si tienes dudas concretas acerca de tus niveles de yodo y de la cantidad que estás ingiriendo a través de la dieta.

En algunas personas susceptibles a los efectos del exceso de yodo, este puede provocar bocio, hipertiroidismo o hipotiroidismo. Por lo general, tomar demasiado yodo en una sola dosis no provoca una intoxicación, pero el riesgo aumenta si se sigue tomando demasiado yodo, sobre todo si se padece una enfermedad tiroidea autoinmune.

Si tú o alguien que conoces ha ingerido demasiado yodo, busca ayuda médica de inmediato. La intoxicación por yodo es una situación grave que puede poner en peligro la vida.

CONCEPTOS ERRÓNEOS SOBRE LAS NECESIDADES DE YODO

Podemos encontrar multitud de libros, blogs y comentarios de expertos que abogan por un aumento de la ingesta diaria de yodo para curar una serie de problemas tales como la niebla mental, la depresión, la ansiedad, la diabetes, las irregularidades cardiacas, la fatiga, el cáncer, etc. Contamos con menos libros y escritos sobre los efectos del exceso de yodo en la salud. Sin embargo, también existen y abogan por ser hiperconscientes del contenido en yodo presente en las fuentes dietéticas como forma de prevenir los problemas relacionados con la tiroides.

Lo cierto es que científicos, médicos y otros expertos en salud tienen opiniones diferentes sobre la ingesta aceptable de yodo y los pros y contras de tomar demasiado. A nivel mundial, encontramos muy diversas recomendaciones sobre el consumo y los niveles ideales de yodo que se precisan para evitar el mal funcionamiento de la tiroides.

Los expertos no se ponen de acuerdo sobre la cantidad de yodo que necesitamos regularmente, lo que aumenta la confusión y los conceptos erróneos sobre la suplementación con yodo. Esto tiene consecuencias lamentables, ya que tanto los niveles bajos de yodo como los altos pueden causar problemas de tiroides o de otro tipo.

Por ello, si estás estudiando el papel del yodo en tu salud, primero debes mantener una conversación abierta con tu médico sobre tus problemas de salud. No tomes suplementos de yodo sin conocer las implicaciones que supondrán en tu historial tiroideo. Por ejemplo, ¿tienes antecedentes familiares de enfermedades tiroideas o padeces un trastorno tiroideo autoinmune? Tomar yodo sin consultar a tu médico podría empeorar tu función tiroidea.

Ciertamente, la ciencia ha demostrado que el yodo es crucial para el funcionamiento normal del organismo, ya que nuestras células lo necesitan para operar. Asimismo, algunas investigaciones clínicas han probado que el yodo también ejerce efectos protectores contra algunos tipos de cáncer y contra la enfermedad de las mamas fibroquísticas (bultos no cancerosos en los tejidos mamarios). Los científicos también están estudiando el posible papel protector del yodo en las enfermedades cardiacas y en los niveles de colesterol. Y sabemos que el yodo es fundamental para el desarrollo fetal y de la primera infancia.

Sin embargo, al igual que hemos aprendido que unos niveles bajos de yodo pueden causar problemas de salud, un exceso de yodo también puede causar graves problemas de salud en caso de exposición a largo plazo, sobre todo si ya se padece una afección tiroidea o una enfermedad renal grave. La intoxicación por yodo puede dañar la glándula tiroides y provocar su descomposición. En la mayoría de los casos, si se trata de un exceso temporal de yodo, los efectos remitirán en cuanto se corrijan los niveles. Pero si padeces una enfermedad tiroidea, tu glándula tiroides es extrasensible y puedes seguir experimentando problemas, incluso de forma permanente.

Algunas investigaciones han revelado que las personas con altos niveles de yodo presentan índices más elevados de cáncer gástrico, y que aquellas que reciben tratamiento con yodo radiactivo contra el cáncer de tiroides presentan índices más elevados de cáncer de mama y de estómago.[77] Sin embargo, existen informes contradictorios procedentes de diversos estudios que dificultan a los científicos saber con certeza si los niveles elevados de yodo aumentan el riesgo de padecer determinados tipos de cáncer. Necesitamos más investigaciones para comprender los efectos a largo plazo del exceso en los niveles de yodo del organismo.

Si experimentas síntomas compatibles con problemas relacionados con la tiroides y crees que el yodo puede ser un factor determinante, es mejor que pidas cita para que te comprueben los niveles de yodo antes de tomar suplementos de yodo por tu cuenta. Las fuentes de yodo procedentes de alimentos y suplementos no son fiables porque las cantidades pueden variar mucho. Dependiendo de la fuente, también pueden estar contaminadas por metales pesados como el arsénico.

Uno de los problemas que plantea el yodo es la dificultad para determinar la cantidad diaria que se obtiene a través de la dieta. Pero es posible estimar si estás obteniendo las cantidades adecuadas partiendo de tu ingesta nutricional diaria. Entraremos en más detalles sobre las fuentes dietéticas en el capítulo 7 del libro.

FACTORES DE RIESGO PARA DESARROLLAR UN EXCESO DE YODO

Algunas personas son más susceptibles a los efectos de un exceso de yodo en su organismo.

Entre ellas figuran:

- aquellos con enfermedades tiroideas preexistentes
- ancianos
- fetos (bebés nonatos)
- recién nacidos
- personas con otras afecciones graves (enfermedad renal, diabetes)
- quienes toman ciertos medicamentos que aumentan los niveles de yodo (jarabes para la tos, amiodarona, litio)
- aquellos con carencia de yodo de larga duración
- quienes ingieren demasiado yodo procedente del agua y de fuentes alimentarias

Veamos algunas afecciones tiroideas que pueden verse propiciadas por el exceso de yodo.

ENFERMEDAD DE GRAVES

La enfermedad de Graves es un trastorno autoinmune que provoca una hiperactividad de la glándula tiroides (hipertiroidismo). Cuando se padece esta enfermedad, el sistema inmunitario produce unos anticuerpos denominados inmunoglobulinas estimulantes de la tiroides, que atacan a las células tiroideas sanas. Esto provoca que la glándula tiroides produzca demasiada hormona tiroidea. La enfermedad de Graves es una de las causas más frecuentes de hipertiroidismo.

Los síntomas de la enfermedad de Graves son similares a los del hipertiroidismo.

Entre ellos figuran:

- bocio
- temblores en las manos
- sensibilidad al calor
- debilidad muscular
- nerviosismo
- frecuencia cardiaca rápida (taquicardia)
- problemas para dormir
- pérdida de peso
- periodos irregulares
- problemas para quedarse embarazada
- dermopatía de Graves (piel gruesa y enrojecida alrededor de las espinillas y parte superior de los pies)
- problemas oculares de Graves (sequedad ocular, irritación, visión borrosa, dolor o presión, sensibilidad a la luz)

El riesgo de desarrollar la enfermedad de Graves es mayor si se padece otra afección autoinmune, como la artritis reumatoide, la diabetes tipo 1, la enfermedad de Crohn u otro trastorno autoinmune.

HIPERTIROIDISMO

El hipertiroidismo causado por una exposición excesiva al yodo también se conoce como fenómeno de Jod-Basedow. Esta enfermedad fue descubierta en el siglo XIX en personas con bocio endémico. Cuando se les administraban suplementos de yodo, desarrollaban disfunciones tiroideas (tirotoxicosis) con más frecuencia que aquellas que no tenían bocio endémico.

La afección puede ser temporal o duradera, y las personas con enfermedad de Graves, antecedentes de carencia de yodo o que padecen bocio nodular corren mayor riesgo. El bocio nodular tóxico también puede causar hipertiroidismo.

Los síntomas del hipertiroidismo incluyen:

- ∝ debilidad muscular
- ∝ insomnio
- ∝ depresión
- ∝ irritabilidad
- ∝ ansiedad
- ∝ pérdida repentina de peso
- ∝ frecuencia cardiaca rápida
- ∝ cansancio o fatiga

Si tienes síntomas de hipertiroidismo, es importante que busques ayuda médica de inmediato. El hipertiroidismo incontrolado puede provocar una enfermedad potencialmente mortal conocida como tormenta tiroidea. Como se mencionó en el capítulo 3, la tormenta tiroidea puede elevar peligrosamente la presión arterial, la frecuencia cardiaca y la

temperatura corporal, e incluso causar la pérdida del conocimiento, lo que puede resultar letal si no se trata médica-
mente con prontitud.

TIROIDITIS DE HASHIMOTO

La tiroiditis de Hashimoto es una enfermedad autoinmune que
produce hipotiroidismo. En algunos países es la causa más
frecuente de hipotiroidismo, especialmente en las mujeres. En
la tiroiditis de Hashimoto, el sistema inmunitario (anticuerpos
y glóbulos blancos) ataca a las células tiroideas y las daña.

Los científicos desconocen la causa exacta de la tiroiditis
de Hashimoto, pero creen que la genética puede desempeñar
un papel relevante. Por ejemplo, si tienes antecedentes familiares de afecciones autoinmunes como la enfermedad de
Graves, la enfermedad de Addison (problema de la glándula
suprarrenal), la diabetes tipo 1, la artritis reumatoide u otras,
puedes correr un mayor riesgo de desarrollar esta dolencia.

Si padeces tiroiditis de Hashimoto, no debes tomar suplementos de yodo ni comer demasiados alimentos que lo
contengan sin consultar a tu médico o a un endocrino, ya
que podrías agravar la enfermedad. Es importante que com-
pruebes tus niveles de yodo y que analices los riesgos y beneficios que te supone este mineral.

Los síntomas de la tiroiditis de Hashimoto incluyen:

- ✄ sensibilidad al frío
- ✄ estreñimiento
- ✄ piel seca
- ✄ sensación de cansancio, indolencia
- ✄ uñas quebradizas
- ✄ dolor articular
- ✄ colesterol alto
- ✄ voz ronca
- ✄ depresión
- ✄ ansiedad

- ∝ menstruaciones abundantes o irregulares
- ∝ debilidad muscular en la parte inferior del cuerpo
- ∝ problemas de fertilidad
- ∝ caída del cabello
- ∝ aumento de peso

Esta enfermedad puede desarrollarse lentamente a lo largo del tiempo y no ser perceptible al principio. Algunas personas pueden desarrollar bocio, un indicio de trastornos tiroideos.

Si padeces tiroiditis de Hashimoto, puedes ser más sensible a los efectos de un exceso de yodo. Las personas con tiroiditis de Hashimoto pueden tener hipotiroidismo ya existente o acabar desarrollándolo.

Si tu médico sospecha que padeces tiroiditis de Hashimoto, te solicitará análisis de sangre para comprobar la existencia de determinados anticuerpos, como la antiperoxidasa tiroidea (anti-TPO) y la antitiroglobulina (anti-Tg). También puede pedirte ecografías para detectar lesiones tiroideas.

En ocasiones, un exceso de yodo hace que la glándula tiroides produzca más hormonas tiroideas. Esto desencadena el efecto Wolff-Chaikoff, un fenómeno explicado por el Dr. Jan Wolff y el Dr. Israel Lyon Chaikoff en 1948 en EE. UU. Observaron que cuando se administraban cantidades elevadas de yoduro a las ratas, la glándula tiroides reducía la producción de hormonas tiroideas como respuesta. Se trata de un efecto protector que la glándula tiroides utiliza para impedir temporalmente la producción de un exceso de hormonas tiroideas cuando se expone a cantidades elevadas de yodo.

Para la mayoría de las personas con una glándula tiroides normal, este efecto de ralentización de la producción de hormona tiroidea es temporal y remite al cabo de 48 horas, cuando los niveles de yodo se han normalizado. El yodo sobrante es absorbido por los riñones y eliminado a través de la orina. Pero, en el caso de las personas que ya tienen problemas con la glándula tiroides, los efectos pueden durar más o hacerse permanentes. Algunos ejemplos son la tiroiditis de Hashimoto, la enfermedad de Graves, la fibrosis quística, la diabetes o los problemas renales graves. Los fetos son muy sensibles a los niveles de yodo durante su desarrollo, ya que el sistema endocrino se está formando en ese momento y se ven afectados por los niveles elevados de yodo procedentes de la ingesta materna.

La falta de adaptación a niveles elevados de yodo puede provocar hipotiroidismo si no se corrigen. Los científicos no están seguros de por qué algunas personas no pueden recuperarse del efecto Wolff-Chaikoff, pero una teoría apunta a que puede haber un daño tiroideo existente que impida que la glándula se recupere.

SIGNOS Y SÍNTOMAS DEL EXCESO DE YODO

Los síntomas del exceso de yodo pueden depender de la cantidad de yodo ingerida, del periodo de tiempo durante el que se ha ingerido, de si existen afecciones preexistentes relacionadas con la tiroides y del estado de salud general.

Un exceso de yodo puede hacer que la hipófisis produzca cantidades excesivas de hormona estimulante de la tiroides (TSH), ya que detecta niveles bajos de hormonas tiroideas. Esto puede provocar hipertiroidismo o hipotiroidismo y otros problemas graves a largo plazo.

Ten en cuenta que los que a continuación se enumeran son solo algunos de los posibles síntomas del exceso de yodo. Es posible que experimentes síntomas diferentes. Si tienes problemas de salud, siempre es una buena idea consultar a tu médico acerca de tus síntomas. Él puede acceder a tu historial médico completo para proporcionarte un diagnóstico preciso basado en tus síntomas particulares.

Los síntomas leves pueden incluir:

- diarrea
- náuseas
- vómitos
- erupción cutánea
- fiebre
- dolor de cabeza
- dolor abdominal
- sensación de ardor en la boca
- sabor metálico en la boca
- problemas reproductivos

Los síntomas graves pueden incluir:

- pulso débil
- hipertiroidismo
- inflamación de la garganta
- hemorragia grave
- coloración azul (cianosis)
- coma

Si padeces una enfermedad cardiaca preexistente, el hipertiroidismo puede empeorarla.

CÁNCER DE TIROIDES

El cáncer de tiroides es la forma más común de los cánceres que afectan al sistema endocrino. Representa alrededor del

2% de todos los nuevos cánceres diagnosticados en EE. UU., lo que se estima en unos 43.800 nuevos casos anuales. Aunque se trata de un tipo de cáncer poco frecuente, el cáncer de tiroides es, según los informes, el quinto tipo de cáncer más común entre las mujeres de EE. UU.[78] Entre los factores de riesgo del cáncer de tiroides se incluyen la exposición a las radiaciones procedentes de la lluvia radiactiva, los antecedentes familiares de trastornos tiroideos, la radioterapia en la infancia o la niñez temprana, los antecedentes de bocio, poseer ciertas mutaciones genéticas y ser de ascendencia asiática.

El papel del yodo en el cáncer de tiroides es controvertido. Todavía queda mucho por conocer sobre la relación entre los niveles elevados de yodo y el riesgo de cáncer de tiroides. ¿Es un factor protector o perjudicial? Pero lo que sí sabemos es que el equilibrio en los niveles de yodo es importante para el funcionamiento normal de la tiroides. Demasiado o muy poco yodo puede desencadenar problemas relacionados con los niveles de hormonas tiroideas. El bocio puede deberse a una carencia o a un exceso de yodo.

Algunos estudios han demostrado que el exceso de yodo puede causar cáncer de tiroides, en especial cáncer papilar de tiroides.[79] Aunque existen varios tipos diferentes de cáncer de tiroides, el cáncer papilar de tiroides es la forma más común: representa alrededor del 80% de los cánceres de tiroides en EE. UU. Suele crecer lentamente y afecta a las células foliculares de la tiroides.

Investigaciones realizadas en Dinamarca y China han mostrado cómo el riesgo de desarrollar cáncer de tiroides aumenta con la toma de suplementos de yodo. Sin embargo, otros estudios han contradicho tal afirmación y han apuntado al papel protector del yodo en la prevención del cáncer de tiroides, sin que exista ninguna relación entre el consumo elevado de algas marinas (ricas en yodo) y el riesgo de cáncer de tiroides.[80] Por lo tanto, no está claro qué papel desempeñan los niveles de yodo en el cáncer de tiroides.

Una revisión de estudios halló que tomar al menos 300 mcg diarios de yodo y consumir una dieta rica en pescado de agua salada y marisco tenía un efecto protector sobre el riesgo de cáncer de tiroides.[81] Pero los resultados no fueron concluyentes. En la revisión, solo tres de los estudios incluidos midieron la cantidad exacta de yodo que consumían las personas, mientras que otros partieron de cálculos basados en el contenido medio de yodo presente en determinados alimentos. Por lo tanto, es difícil decir qué factores conducían a los efectos protectores. Se necesitan más investigaciones para comprender si existe una relación entre el exceso de yodo y el cáncer de tiroides, o si el yodo tiene un efecto protector.

INFLUENCIAS DE LA DIETA

Como ya hemos expuesto, la mayoría de los alimentos naturales no contienen grandes cantidades de yodo, pero algunos sí. Por ejemplo, las algas marinas contienen algunas de las cantidades más altas de yodo.

Existen grandes diferencias en cuanto a contenido en yodo entre los distintos productos de algas. La cantidad de yodo depende del tipo de alga (parda, verde, roja) y de dónde crece.

Por término medio, las algas pueden tener un contenido en yodo que oscila entre los 16 mcg por gramo y los 2.984 mcg o más por gramo, basándonos en el peso en seco de las algas.

Tipos de algas y contenido aproximado de yodo

Nombre del alga	Tipo	Cultivo	Contenido en yodo
Arame *Eisenia bicyclis*	Alga parda	Japón	586 mcg por gramo
Dulse *Palmaria palmata*	Alga roja	Irlanda del Norte, Canadá	72 mcg por gramo
Hijiki *Hizikia fusiforme*	Alga parda	Japón, China, Corea	629 mcg por gramo
Kombu *Laminaria sp.*	Alga oscura	Japón	1.350 mcg por gramo
Nori *Porphyra tenera*	Alga roja	Japón, China, Corea	16 mcg por gramo
Wakame *Alaria esculenta*	Alga parda	Japón, EE. UU.	110 a 431 mcg por gramo

La tabla enumera rangos generales de contenido en yodo en función del país de origen, aunque es difícil saber las cantidades exactas, ya que el procesado y los factores estacionales pueden cambiar los niveles de forma drástica. Las fuentes alimentarias de yodo pueden variar significativamente de un lote a otro en función del país de origen y otras influencias.[82]

Las distintas variedades de algas marinas han sido parte esencial de la dieta de Japón y otros países asiáticos durante miles de años. A medida que las algas han ido ganando popularidad en las poblaciones occidentales, algunas variedades se han comenzado a cultivar para uso comercial en Canadá, Europa y EE. UU.

Durante muchos años, científicos de todo el mundo han estado estudiando los múltiples efectos saludables de los distintos tipos de algas debido a sus propiedades antioxidantes, antiinflamatorias, anticancerígenas y antibacterianas, así como a los beneficios relacionados con la defensa inmunitaria. Las variedades kombu y arame tienen los niveles más altos de antioxidantes según las investigaciones. Las concentraciones de antioxidantes de las algas pueden depender del lugar donde se cultivan, el momento en que se recolectan y las técnicas de procesado utilizadas.

En pruebas de laboratorio, la kombu ha mostrado los efectos antibacterianos más potentes contra bacterias grampositivas como *Enterococcus faecalis.* Se trata de una especie común de bacteria que vive inofensivamente en los intestinos. Sin embargo, en el caso de las personas con problemas de salud o un sistema inmunitario debilitado, puede propagarse a otras partes del cuerpo, incluida la sangre, y causar infecciones graves. Otros tipos comunes de algas como la wakame, la arame, la dulse y la hijiki tienen efectos antiinfecciosos de moderados a débiles sobre diferentes tipos de bacterias, virus y hongos.[83]

No obstante, también preocupan a los expertos en salud los metales pesados, como el plomo, el cadmio y el arsénico, presentes en las algas, y los posibles efectos negativos para la salud de su consumo frecuente y regular. Se trata de algo que sigue despertando el interés de los científicos.

Lo que las investigaciones han demostrado hasta ahora es que las cantidades de metales pesados en las algas cultivadas de forma natural tienden a depender de la estación del año. Las concentraciones suelen ser menores en los meses de verano, cuando crecen más deprisa, que en los de invierno, cuando el crecimiento es más lento, lo que provoca la acumulación de metales. El aluminio y el arsénico se encuentran habitualmente en la mayoría de tipos de algas, y las cantidades pueden variar según la especie, el lugar de cultivo, la época de recolección y los métodos de procesado utilizados.

Las investigaciones futuras deben examinar el impacto de la contaminación ambiental en las algas y cómo cultivar estos alimentos ricos en nutrientes de forma más sostenible y libre de contaminación de metales pesados, ya que su popularidad como ingrediente culinario sigue creciendo en todo el mundo.

TIPOS POPULARES DE ALGAS

Arame *(Eisenia bicyclis)*: originaria de Japón, también se cultiva en Corea del Sur. Se clasifica como alga parda. Es popular en la cocina japonesa y tiene un sabor suave y dulce. Suele venderse desecada. Se halla disponible en determinadas tiendas de dietética, en tiendas de alimentos naturales y en internet. Es rica en yodo y una buena fuente de hierro, calcio, magnesio y vitamina A. La arame también tiene un alto contenido en lignanos (fitoestrógenos), que aportan beneficios antioxidantes. También es una buena fuente de proteínas y fibra.

Arame

Dulse *(Palmaria palmata)*: crece de forma natural en las regiones del Atlántico Norte y el Pacífico. Es originaria de Irlanda del Norte. Se considera un alga roja. En estado fresco, se parece a la lechuga de hoja roja. Suele recolectarse en verano, entre junio y octubre. Se puede consumir sola o añadida a diversos alimentos, como sopas, curris e incluso repostería. La dulse se vende desecada, en polvo o en copos en numerosas tiendas de dietética y de productos ecológicos. También

Dulse

se puede comprar por internet. Es una buena fuente de yodo, calcio, magnesio, hierro, vitaminas del grupo B, vitamina A y otros minerales. La dulse también es una buena fuente de proteínas y fibra y es rica en antioxidantes.

Hijiki *(Hizikia fusiforme)*: crece de forma natural en las zonas costeras del noroeste del océano Pacífico. Es un tipo de alga parda muy popular por sus propiedades nutritivas y medicinales en China, Corea, Japón y otros países del sudeste asiático.

La hijiki se ha hecho popular en la industria farmacéutica debido al descubrimiento de sus numerosos compuestos beneficiosos, como el fucoidan, el fucosterol, los polisacáridos y los fenoles.[84] Tienen propiedades antitumorales,

Hijiki

antiinflamatorias, antioxidantes, inmunomoduladoras y otras protectoras de las células.

La hijiki contiene altos niveles de yodo, además de otros minerales como calcio, magnesio, potasio, hierro y zinc. Está disponible en tiendas de dietética, en mercados asiáticos y en internet.

Si bien la hijiki cuenta con muchas propiedades potencialmente beneficiosas, es importante tener en cuenta que esta alga también contiene niveles más altos de arsénico inorgánico. Un estudio realizado en 2019 en niños y mujeres embarazadas japonesas que consumían hijiki reveló que presentaban niveles elevados de arsénico.[85]

Kombu *(Laminaria sp.):* se halla de forma natural en las zonas costeras de Japón. Es una variedad de alga parda de kelp que forma parte esencial de la cocina japonesa y de Asia Oriental. Hay diversas variedades de kombu, y su perfil de sabor depende del tipo. Se presenta desecada y puede consumirse sola o añadida a sopas y otros alimentos para enriquecer su sabor. Se suele encontrar en tiendas de dietética, en mercados asiáticos y en internet. Se cosecha en los meses de verano, de junio a septiembre.

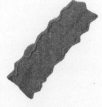

Kombu

La kombu tiene un alto contenido en yodo. Es una buena fuente de micronutrientes tales como calcio, magnesio, hierro, potasio y zinc, entre otros. También es una buena fuente de antioxidantes, fibra y proteínas. Hervir la kombu de 15 a 30 minutos reduce drásticamente sus niveles de yodo.

Nori *(Porphyra tenera)*: el tipo de alga más popular y conocido en todo el mundo. Es una variedad de alga roja y se cultiva para su venta comercial en Japón, China y Corea. Suele venderse desecada en forma de láminas y está disponible en muchas tiendas de comestibles y en internet. La nori se suele utilizar para envolver sushi, pero también se emplea para dar sabor a sopas y comidas.

Nori

Constituye una rica fuente de yodo, así como de otras vitaminas (A, B y C) y minerales (zinc, hierro, magnesio y calcio, entre otros).

Al igual que otros tipos de algas, la nori también puede estar contaminada por metales pesados como el arsénico y el cadmio.

Wakame *(Alaria esculenta)*: un tipo de alga parda que se encuentra de forma natural en la costa australiana. También se cultiva con fines comerciales en Japón y Corea. Se come sola como tentempié o se utiliza como

Wakame

condimento en sopas o ensaladas. Se halla fácilmente en mercados asiáticos, en tiendas de alimentos ecológicos y en internet. Es una buena fuente de fibra, proteínas y contiene micronutrientes tales como yodo, magnesio y hierro, entre otros.

La wakame también puede contener arsénico y otros metales pesados. Las cantidades pueden variar según el lugar donde se cultive, se recolecte y se procese para su venta comercial.

EFECTOS DEL CONSUMO DE ALGAS EN LA TIROIDES

Las algas forman parte de la dieta habitual en Japón, y los datos indican que alrededor del 21% de las comidas de aquel país incluyen algún tipo de alga.[86] Hay al menos 20 especies diferentes de algas de consumo habitual en Japón que contienen diversas cantidades de yodo. Los expertos estiman que los japoneses consumen las mayores cantidades de algas del mundo, con un consumo medio de yodo de entre 1.000 y 3.000 mcg al día.

Algunas investigaciones indican que el elevado consumo de algas entre la población japonesa puede contribuir a su buena salud y larga vida. Pero los científicos aún no saben si todo es bueno o si el consumo excesivo de algas puede tener alguna desventaja, como la contaminación climática a largo plazo.

Hervir las algas puede reducir drásticamente su contenido en yodo. Por ejemplo, hervir kombu durante 15 minutos hace que pierda el 99% de su yodo. No está claro si los métodos y usos de las algas en Japón tienen efectos diferentes.

El alga kelp tiene una de las mayores cantidades de yodo, aunque el rango puede variar mucho según el país de origen, de 1.500 a 8.000 mcg por gramo en copos de alga kelp. La wakame y la nori son más populares y se consumen con mayor frecuencia que el alga kelp. En muchos países se han notificado graves problemas de tiroides causados por el consumo de altas dosis de algas.

Aunque las necesidades de yodo aumentan durante el embarazo, se han documentado varios casos de hipotiroidismo en bebés cuyas madres tomaron suplementos de yodo o consumieron una cantidad excesiva de productos a base de algas durante el embarazo. La American Thyroid Association desaconseja tomar suplementos diarios de yodo o productos con niveles superiores a 500 mcg, salvo bajo supervisión médica para determinadas afecciones.

Es importante que consultes a tu médico acerca de tu dieta y de la ingesta de yodo antes de consumir demasiadas algas u otros suplementos que contengan yodo. Ciertamente, si tienes una afección tiroidea subyacente, tomar demasiadas algas puede afectarte de manera distinta a como lo haría si tuvieras una función tiroidea normal. Siempre es una buena idea que hables con tu médico antes de cambiar drásticamente tu dieta.

DIAGNÓSTICO DEL EXCESO DE YODO

La intoxicación por yodo es poco frecuente, pero puede producirse en algunos casos por tomar suplementos dietéticos u otros productos con cantidades muy elevadas de yodo. En la mayoría de los casos, con una glándula tiroides normal, el exceso de yodo se elimina y no plantea problemas a largo plazo. Sin embargo, algunas personas son más vulnerables a los riesgos derivados de un exceso de yodo.

Si tú o alguien que conoces ha tomado demasiado yodo, busca ayuda médica inmediatamente. La intoxicación por yodo es una afección grave que requiere atención médica.

Si tienes síntomas de hipertiroidismo o hipotiroidismo por consumo excesivo de yodo, tu médico te hará ciertas pruebas para comprobar tus niveles. Entre ellas se incluyen:

- ∝ análisis de sangre para comprobar la función tiroidea (una prueba fiable)
- ∝ análisis del cociente yodo/creatinina en orina
- ∝ análisis de yodo en suero
- ∝ pruebas de imagen para comprobar tu glándula tiroides, como la ecografía tiroidea y la prueba de captación de yodo radiactivo

Ya hemos hablado de los distintos tipos de pruebas que miden el nivel de yodo disponibles para diferentes escenarios. Existen asimismo ciertas pruebas que resultan más útiles o preferibles cuando se comprueba un exceso de yodo o una intoxicación por yodo. Si tienes síntomas de exceso de yodo, habla con tu médico para que compruebe tus niveles.

ANÁLISIS DEL COCIENTE YODO/CREATININA EN ORINA

El análisis del cociente yodo/creatinina en orina puede utilizarse para evaluar los niveles de yodo cuando se sospecha de índices elevados o de intoxicación por yodo. También puede ser útil para determinar el éxito de una dieta baja en yodo en personas en tratamiento con yodo radiactivo.[87]

La precisión de esta prueba tiene limitaciones en determinadas circunstancias. La creatinina es un producto de desecho muscular de la creatina (proteína) que se elimina a través de los riñones. Los niveles de creatinina pueden variar en función de tu metabolismo, de la cantidad de carne que consumes y de tu edad.

En algunos casos, como en las enfermedades renales, las enfermedades de desgaste muscular, la edad avanzada o el aumento del consumo de agua, los niveles de creatinina pueden variar y afectar a los niveles de yodo/creatinina en orina. También es difícil recoger la creatinina en orina porque puede degradarse si no se almacena adecuadamente antes de analizar una muestra.

Para saber más sobre este tipo de prueba y sus usos, pregunta a tu médico sobre su precisión, costes y cómo se realiza.

ANÁLISIS DE YODO EN SUERO

El de yodo en suero es un análisis de sangre fiable que se utiliza con frecuencia para detectar un exceso de yodo. A menudo se realiza junto con análisis de sangre de tiroides y análisis de concentración de yodo en orina.[88] Los principales componentes de un análisis de yodo en suero son el yoduro y el yodo en tiroxina. Los rangos normales recomendados se sitúan entre 64 y 154 nanomoles por litro. Esto incluye alrededor de 33 a 79 mcg/l de yodo, que es la mayor parte de una lectura de yodo en suero.

Los estudios han demostrado que los niveles de yodo en suero coinciden con los análisis de concentración de yodo en orina cuando alguien tiene niveles excesivos de yodo.[89] El intestino absorbe el exceso de yodo para ralentizar su absorción en el organismo. Parte del exceso también se elimina a través de la orina. Otro estudio halló índices de bocio más elevados (5%) en niños de 7 a 10 años cuando su ingesta de yodo era superior a 250 mcg/l, e índices de bocio más elevados en niños de 11 a 14 años cuando su ingesta de yodo era superior a 300 mcg/l.

Si tu médico considera necesario este tipo de prueba de yodo, te explicará las razones para utilizar el análisis de yodo en suero, cómo se realiza, sus costes y lo que puedes esperar.

5

BENEFICIOS DEL EQUILIBRIO EN LOS NIVELES DE YODO PARA TU SALUD

Lo cierto es que el papel del yodo en la salud sigue evolucionando, y los científicos adquieren nuevos conocimientos a través de la investigación todos los días. Aunque los expertos no se ponen de acuerdo sobre la cantidad de yodo que resulta beneficiosa para la salud, todos coinciden en que unos niveles adecuados de yodo son esenciales para el funcionamiento normal de la tiroides.

Uno de los problemas que plantea el yodo es que no es fácil determinar con exactitud la cantidad que ingerimos a partir de los alimentos o el agua. Además, los síntomas de la carencia o el exceso pueden tardar en manifestarse, lo que complica el diagnóstico del desequilibrio en los niveles de yodo.

EL YODO Y TU SALUD

El yodo reporta numerosos beneficios y afecta directa o indirectamente al crecimiento, el metabolismo y el desarrollo desde los primeros años de vida y a lo largo de las distintas etapas de esta.

Los beneficios del yodo están relacionados principalmente con sus efectos sobre la glándula tiroides, pero la investigación también ha descubierto que el yodo tiene efectos potencialmente antioxidantes, antiinfecciosos y anticancerígenos.[90]

Los científicos creen que los efectos beneficiosos del yodo se producen a través de diversas vías bioquímicas.[91] Además, se encuentra en órganos distintos de la tiroides. Por ejemplo, se encuentra en la próstata, el páncreas, los ovarios y las glándulas mamarias. Además, el yodo también se halla posiblemente en el sistema inmunitario, el sistema nervioso y el sistema gástrico.

EFECTOS ANTIOXIDANTES

El *estrés oxidativo* se refiere a un desequilibrio entre antioxidantes y radicales libres en el organismo. Aunque el organismo necesita un cierto número de radicales libres para curar heridas y otras funciones vitales, un exceso de estos puede dañar las células y provocar o agravar diversos problemas de salud.

Las investigaciones han demostrado que un exceso de radicales libres puede provocar enfermedades crónicas (de larga duración), degenerativas e inflamatorias relacionadas con la edad.

Entre ellas se encuentran las siguientes:[92]

- cáncer
- enfermedades cardiacas y accidentes cerebrovasculares
- trastornos lipídicos (colesterol, triglicéridos)
- diabetes
- afecciones respiratorias (asma)
- enfermedades articulares
- enfermedades renales
- enfermedades hepáticas
- afecciones neurológicas (enfermedad de Alzheimer, demencia)
- enfermedades oculares (degeneración macular, glaucoma, sequedad ocular, cataratas)

Si padeces estrés oxidativo, puedes experimentar:

- fatiga
- problemas de memoria
- infecciones
- envejecimiento acelerado (arrugas, canas)

Los antioxidantes pueden unirse a los radicales libres y contrarrestar sus efectos nocivos. Ciertos factores ambientales y de estilo de vida, como la contaminación, el humo del tabaco, la exposición al sol, algunos medicamentos, la obesidad, la radiación, los pesticidas o las sustancias químicas, pueden aumentar el número de radicales libres en el organismo. A largo plazo, esto provoca estrés oxidativo y daños tisulares y celulares.

Las investigaciones demuestran que el yodo tiene propiedades antioxidantes y antiinfecciosas, y que también se une a los radicales libres. Estas acciones permiten que el yodo aporte beneficios protectores y de prevención de enfermedades en diferentes áreas del cuerpo al margen de la glándula tiroides.[93]

Estudios más antiguos han demostrado que el yodo tiene propiedades antioxidantes en dosis superiores a 1 miligramo (mg) al día. Tales estudios también han descubierto que el yodo molecular en concentraciones de 1 a 6 mg al día tiene efectos protectores contra ciertas afecciones benignas como la enfermedad de las mamas fibroquísticas, los quistes ováricos y la hiperplasia prostática (agrandamiento de la próstata). La enfermedad de las mamas fibroquísticas es una afección benigna (no cancerosa) que afecta a millones de mujeres y provoca la formación de bultos dolorosos en los tejidos mamarios. Los científicos creen que los cambios hormonales y la genética influyen en esta enfermedad.

En dichos estudios, las personas que recibieron tratamientos con yodo (de 1 a 6 mg) de entre cinco semanas y dos años de duración experimentaron beneficios en afecciones como la enfermedad de las mamas fibroquísticas y la hiperplasia prostática sin efectos secundarios.

Sin embargo, los pacientes que recibieron dosis más altas de yodo (9 o 12 mg al día) sí experimentaron algunos efectos secundarios, como hipotiroidismo temporal, dolor de cabeza, diarrea, acné o inflamación o infección de los senos paranasales (sinusitis). Estos efectos secundarios remitieron una vez suspendida la dosis alta de yodo.

Se necesitan más investigaciones para comprender los efectos protectores del yodo en el organismo a distintos niveles antes de poder apoyar la suplementación universal. Si presentas signos de estrés oxidativo, habla con tu médico sobre tu dieta, nutrición y estilo de vida. Pídele que compruebe tu función tiroidea y tus niveles de yodo.

Nota: No disponemos de suficiente información sobre los riesgos de una ingesta elevada de yodo durante el embarazo o en los recién nacidos. Por ello, los expertos recomiendan no superar los límites máximos de yodo recomendados para estos grupos. Si tienes dudas sobre la cantidad de yodo que es seguro tomar durante el embarazo, habla con tu médico o tu farmacéutico. Ellos podrán orientarte sobre los límites seguros.

EFECTOS ANTICANCERÍGENOS

Los posibles efectos anticancerígenos del yodo llevan muchos años siendo debatidos por los científicos. Los datos de algunas investigaciones muestran que las personas cuya dieta incluye alimentos ricos en yodo sufren menor incidencia de ciertos tipos de cáncer. Por el contrario, otras investigaciones también han demostrado que los niveles elevados de yodo pueden contribuir a los problemas de tiroides y aumentar el riesgo de algunos tipos de cáncer. Esto es desconcertante. Significa que necesitamos estudios mejor diseñados para saber más sobre los posibles efectos protectores del yodo contra ciertos tipos de cáncer.

Por ejemplo, tal como hemos destacado antes, determinados tipos de algas son muy ricos en yodo, y ciertas culturas asiáticas consumen grandes cantidades como parte de su dieta diaria. Las investigaciones revelan que la cultura japonesa consume más de 25 veces la cantidad de algas consumida por las poblaciones occidentales, y algunos estudios muestran que los japoneses tienen índices más bajos de cáncer de mama y de próstata.

Estudios realizados en animales y humanos han descubierto que los suplementos de yodo frenan el crecimiento y desarrollo de tumores, tanto benignos como cancerosos. Los médicos orientales llevan muchos años utilizando alimentos ricos en yodo en el tratamiento del cáncer de mama para reducir tumores y nódulos.

Otras investigaciones demuestran que el yodo provoca la apoptosis o muerte celular programada de varios tipos de células cancerosas a través de acciones directas e indirectas sobre las células. Una teoría interesante es que las células cancerosas podrían ser más sensibles a los efectos del yodo porque, tal como las investigaciones han descubierto, determinados tipos de tumores tienen niveles más altos de ácido araquidónico (un ácido graso esencial inflamatorio). Un exceso de ácido araquidónico puede provocar respuestas inflamatorias en el organismo por la liberación de prostaglandinas.

Los científicos han descubierto que las células cancerosas son más vulnerables a la apoptosis por exposición al yodo que las células normales. Creen que este es uno de los efectos anticancerígenos del yodo. Otras células cancerosas que parecen sensibles al yodo son las del pulmón, páncreas, próstata, piel, nervios, columna vertebral y cerebro.

Sin embargo, diversos estudios arrojan resultados opuestos. Algunos de ellos han sugerido que el yodo tiene efectos protectores contra el cáncer de mama y que reduce los índices de enfermedad de las mamas fibroquísticas.[94] Varios estudios internacionales han descubierto que la carencia de yodo aumenta el riesgo de cáncer de mama y la presencia de fibromas mamarios. Sin embargo, otras investigaciones han hallado una mayor incidencia de cáncer de mama, estómago y tiroides en individuos con altos niveles de yodo.

La conclusión es que necesitamos más datos para confirmar los beneficios del yodo en los distintos tipos de cáncer. Los expertos también están estudiando qué dosis de yodo pueden ofrecer beneficios protectores frente a las que causan efectos nocivos.

De ahí la importancia de que no tomes suplementos de yodo por tu cuenta. Si tienes antecedentes familiares de cáncer y te preguntas si tomar yodo sería beneficioso, habla con tu médico. Él podrá informarte sobre los pros y los contras de los suplementos de yodo y los resultados de las últimas investigaciones.

EFECTOS ANTIINFECCIOSOS

Las propiedades antisépticas del yodo se conocen desde hace cientos de años. La disolución de Lugol fue el primer antiséptico a base de yodo utilizado para la cura de heridas. Se hizo popular por sus beneficios antisépticos durante la Guerra Civil estadounidense y se utilizó hasta la década de 1950, cuando se introdujeron fórmulas antisépticas más novedosas. La primera disolución de Lugol tenía algunos inconvenientes. Causaba dolor e irritación cuando se aplicaba en las heridas y manchaba la piel, por lo que era menos recomendable para la cura de heridas. Sin embargo, las disoluciones más recientes a base de yodo, como la povidona yodada, resultan más suaves para la cura de heridas y se siguen utilizando en la actualidad.[95]

El yodo ha demostrado ser un antiséptico eficaz contra una amplia gama de patógenos tales como bacterias, virus, mohos, hongos y protozoos. El yodo se ha revelado eficaz para prevenir el crecimiento de determinadas bacterias resistentes, como los estafilococos resistentes a la meticilina y las biopelículas de *Pseudomonas aeruginosa*, que son resistentes a muchos de los tratamientos antiinfecciosos disponibles.

El yodo ha demostrado unas cualidades antisépticas superiores a las de algunos antisépticos tradicionales utilizados en la cura de heridas, como la sulfadiazina de plata.[96]

Sin embargo, los expertos creen que puede no ser adecuado en personas con problemas de tiroides, mujeres embarazadas o lactantes y recién nacidos. Esto se debe a que existen muy pocos datos acerca de la seguridad del uso de yodo en estos grupos. Los expertos también desaconsejan la utilización de productos con yodo para tratar grandes quemaduras y en personas con problemas renales graves.

En la actualidad, los productos antisépticos derivados del yodo se utilizan principalmente para limpiar o desinfectar heridas cutáneas con el fin de reducir los riesgos de crecimiento bacteriano superficial y de infección.

REFUERZO INMUNOLÓGICO

La alimentación y la nutrición están reconocidas desde hace mucho tiempo como componentes fundamentales de la buena salud. Nuestro cuerpo necesita vitaminas y minerales para crecer y desarrollarse con normalidad. Pero supone más que eso. La falta de nutrientes puede hacer que nuestro sistema inmunitario flaquee. Puede hacernos más propensos a ciertas enfermedades y vulnerables a afecciones autoinmunes y otros trastornos crónicos de la salud.

Nuestro sistema inmunitario tiene dos modos principales de combatir los agentes patógenos extraños. El primero se denomina *respuesta inmunitaria natural*. Este sistema de respuesta es un sistema de alerta de defensa inmediata que responde cuando detecta que una sustancia extraña, como un virus, una bacteria u otro agente patógeno extraño, está invadiendo el organismo. El segundo tipo de respuesta inmunitaria se denomina *respuesta inmunitaria adaptativa*. En ella, las células T y B (linfocitos y glóbulos blancos) reconocen los antígenos en la materia extraña y generan anticuerpos para combatirlos y destruirlos. También reclutan a otros defensores inmunitarios para luchar contra el invasor.[97]

Tu estado nutricional es clave para combatir ciertos tipos de enfermedades como la diarrea bacteriana o vírica, la neumonía o el sarampión, entre otras. Sin embargo, la nutrición no es un factor que influya en la vulnerabilidad de tu cuerpo a otros tipos de infecciones como el VIH, la encefalitis vírica, la gripe o el tétanos, por ejemplo. Básicamente, los estudios han revelado que las vitaminas y los minerales ayudan a reforzar tu sistema inmunitario para resistir algunas infecciones y para la recuperación inmunitaria.

Las investigaciones han demostrado que el yoduro actúa como refuerzo inmunitario y que puede ayudar al sistema inmunitario mediante sus propiedades antitumorales, aumentar la capacidad del sistema inmunitario para defenderse de patógenos extraños y eliminar infecciones.[98] Pero se necesitan más pruebas para comprender cómo el yodo proporciona ese refuerzo inmunitario en los diversos sistemas orgánicos.

Los inmunomoduladores son sustancias naturales fabricadas por el sistema inmunitario para mantenernos sanos y defendernos de los invasores. Existen varios tipos de inmunomoduladores con diferentes funciones relacionadas con el sistema inmunitario. Estos compuestos sintéticos o biológicos refuerzan, estimulan o ralentizan áreas del sistema inmunitario como mecanismo de respuesta. Existen tres tipos de inmunomoduladores, según su funcionamiento. Se trata de los inmunoestimulantes, los inmunosupresores y los inmunoadyuvantes. Los inmunosupresores frenan las acciones del sistema inmunitario para calmarlo en caso de trastornos autoinmunes, mientras que los inmunoestimulantes ayudan a activar o potenciar partes del sistema inmunitario y los inmunoadyuvantes refuerzan la función inmunitaria.

El yodo actúa como inmunomodulador gracias a sus

propiedades antiinfecciosas. Los científicos creen que puede ayudar al sistema inmunitario mediante la eliminación de sustancias químicas y toxinas del organismo y la detención de ciertas reacciones autoinmunitarias del cuerpo. Esto ayuda a mejorar el funcionamiento del sistema inmunitario. Las investigaciones también han demostrado que las hormonas tiroideas influyen en el sistema inmunitario activando los efectos antitumorales, y que los niveles de yodo influyen en las actividades de las hormonas tiroideas.

6

AFECCIONES
Y TRATAMIENTOS
DE LA TIROIDES

Hasta ahora has leído cómo tu dieta, tu edad y otros factores pueden afectar a tus niveles de yodo. También estás familiarizado con los síntomas asociados a la carencia y el exceso de yodo. Pero los trastornos tiroideos también pueden estar causados por afecciones autoinmunes y otras influencias tales como los antecedentes familiares, ciertos medicamentos, el tratamiento del cáncer de tiroides o un trastorno tiroideo, y no solo por el yodo.

Las opciones de tratamiento para las distintas afecciones tiroideas dependen de la causa y el nivel del trastorno tiroideo. En algunos casos, tu médico puede optar simplemente por controlar la función tiroidea y tratarte si es necesario.

En este capítulo hablaremos sobre los diferentes tipos de afecciones tiroideas y sus tratamientos, incluidos los cambios relacionados con el yodo que afectan a la función de la glándula tiroides.

Recuerda que si experimentas síntomas específicos de trastornos tiroideos, lo mejor es hablar con un profesional médico capacitado. No des por sentado que el yodo es la causa de tu problema de tiroides. Tu médico te pedirá pruebas para diagnosticar la causa y te explicará las distintas opciones de tratamiento y la eficacia de cada una de ellas en función de tu diagnóstico.

Pregunta siempre qué puedes esperar del tratamiento, incluidos los efectos secundarios, el calendario y las perspectivas de tu enfermedad.

Veamos algunos tipos de afecciones tiroideas, con sus síntomas, diagnósticos y posibles opciones de tratamiento.

Ten en cuenta que estas no son todas las posibles causas de los problemas relacionados con la tiroides ni sus tratamientos. Tu médico analizará tus circunstancias individuales y lo que es apropiado para ti. Esto incluye el diagnóstico de la carencia de yodo y la valoración de soluciones dietéticas. He aquí una panorámica de las afecciones tiroideas.

HIPOTIROIDISMO

Tu glándula tiroides es hipoactiva y no produce suficientes hormonas tiroideas. Esto puede deberse a una carencia de yodo, a la tiroiditis de Hashimoto (una enfermedad autoinmune), al tratamiento con yodo radiactivo para el hipertiroidismo, a una cirugía para extirpar la glándula tiroides, a trastornos de la hipófisis o del hipotálamo, a la toma de ciertos medicamentos, a la tiroiditis o al hipotiroidismo congénito.

Síntomas:

- ⋈ estreñimiento
- ⋈ depresión
- ⋈ piel y cabello secos
- ⋈ cansancio
- ⋈ menstruaciones abundantes e irregulares, problemas de fertilidad

∝ sensibilidad al frío

∝ problemas de memoria

∝ ritmo cardiaco lento

∝ aumento de peso

DIAGNÓSTICO

El diagnóstico del hipotiroidismo suele incluir análisis de sangre para comprobar los niveles de hormonas tiroideas y pruebas de imagen para examinar la glándula tiroides. Incluyen el control de la T4 (tiroxina) y la TSH (hormona estimulante de la tiroides). Si los niveles de tiroxina son bajos y los de TSH altos, es posible que padezcas hipotiroidismo. También podría significar que tu hipófisis está produciendo demasiada TSH con el fin de estimular a tu glándula tiroides para que produzca más hormonas tiroideas.

Si tienes síntomas de tiroiditis de Hashimoto, como se describe en los capítulos 3 y 4, tu médico te pedirá análisis de sangre para comprobar los niveles de hormonas tiroideas, los niveles de T4 y T3 y, dado que la tiroiditis de Hashimoto es una enfermedad autoinmune, también comprobará si tienes un número inusual de anticuerpos que puedan estar atacando a tu glándula tiroides. Actualmente no existe cura para la tiroiditis de Hashimoto.

TRATAMIENTOS

El tratamiento del hipotiroidismo depende de la causa. Si el hipotiroidismo está causado por una carencia de yodo, equilibrar los niveles de yodo puede normalizar la función tiroidea. Tu médico analizará tu dieta y otras fuentes de yodo para ayudar a equilibrar los niveles. Es importante mantener unos niveles adecuados de yodo para evitar problemas de tiroides. Otros nutrientes como el zinc, el selenio, la vitamina D y la vitamina B12 también se han relacionado con el hipotiroidismo. Por ello, es igualmente importante tener niveles adecuados de estos nutrientes.

El tratamiento de otras causas de hipotiroidismo, como la tiroiditis de Hashimoto, consiste en tomar un medicamento llamado *levotiroxina*. Se trata de una hormona tiroidea sintética que ayuda al organismo a producir T4 (tiroxina). En el caso de algunas personas, tomarla regularmente puede ayudar a que la glándula tiroides funcione con normalidad.

La levotiroxina también se utiliza para moderar los niveles de TSH como parte del tratamiento del cáncer de tiroides después de la cirugía.

La dosis de levotiroxina depende de la causa del hipotiroidismo y de la capacidad funcional de tu glándula tiroides. El medicamento se toma por vía oral una vez al día. Al principio, la dosis puede ir ajustándose cada cuatro o seis semanas hasta que los niveles se estabilicen. Mientras sigas tomando hormona tiroidea, deberás hacerte análisis de sangre rutinarios que comprueben tus niveles hormonales para asegurarte de que se mantienen dentro de un buen rango y así evitar variaciones importantes que puedan causar hipertiroidismo.

Ciertos alimentos, medicamentos o suplementos pueden interferir en el funcionamiento de la levotiroxina y reducir su eficacia o aumentar el riesgo de efectos secundarios.

Esta no es una lista completa de todas las posibles interacciones de la levotiroxina. Habla con tu médico o tu farmacéutico para obtener más información. Ellos pueden informarte sobre todos los efectos secundarios e interacciones.

He aquí algunas interacciones de la levotiroxina:

- ∝ antidepresivos (amitriptilina): pueden aumentar los efectos secundarios de ambos medicamentos
- ∝ medicamentos anticonvulsivos (carbamazepina, fenitoína): pueden disminuir el efecto de la levotiroxina
- ∝ anticoagulantes (warfarina): aumentan el riesgo de hemorragia

- $\propto$ suplementos de calcio: pueden disminuir el efecto de la levotiroxina
- $\propto$ inhibidores de la bomba de protones para el reflujo gástrico (esomeprazol-Nexium, omeprazol-Prilosec, lansoprazol-Prevacid): pueden disminuir el efecto de la levotiroxina si se toman juntos
- $\propto$ rifampicina (antibiótico): puede disminuir el efecto de la levotiroxina

Otro tipo de medicamento relacionado con la tiroides conocido como tiroides desecada (deshidratada) también se utiliza para tratar el hipotiroidismo cuando el cuerpo no produce T4 ni T3. La marca Armour Thyroid es un extracto de la glándula tiroides de los cerdos. Contiene T4 y T3. También se utiliza para tratar el bocio y puede emplearse para diagnosticar un trastorno tiroideo.

La tiroides desecada puede no ser adecuada para ti en determinadas circunstancias, como en caso de padecer tirotoxicosis o un problema de la glándula suprarrenal que no se logra controlar mediante tratamiento. Tu médico te explicará si la tiroides desecada es adecuada para ti, así como sus ventajas y riesgos.

HIPERTIROIDISMO

Como se ha señalado en capítulos anteriores, se trata de una enfermedad provocada por una glándula tiroides hiperactiva. Las causas pueden incluir la enfermedad de Graves (una enfermedad autoinmune), el bocio multinodular tóxico (nódulos tiroideos hiperactivos) o el tumor de hipófisis, y en casos poco frecuentes puede estar causada por una ingesta excesiva de yodo.

Síntomas:

- ∝ ansiedad
- ∝ sudoración
- ∝ irritabilidad, nerviosismo, inquietud
- ∝ ritmo cardiaco acelerado
- ∝ uñas y cabello quebradizos
- ∝ ojos saltones (enfermedad de Graves)
- ∝ pérdida de peso
- ∝ aumento del apetito

DIAGNÓSTICO

Si los niveles de T4/tiroxina son altos y los de TSH son bajos en los análisis de sangre realizados por tu médico, eso puede significar que tienes una glándula tiroides hiperactiva. Si sospecha de una afección autoinmune como la enfermedad de Graves, tu médico comprobará si hay anticuerpos anormales.

También es posible que te administre una pequeña cantidad de yodo radiactivo (yodo-131 o yodo-123) mediante inyección o por vía oral. Esta es otra forma de evaluar cuánto absorbe tu glándula tiroides y si padeces cáncer de tiroides. Si tu tiroides absorbe una gran cantidad de yodo radiactivo, ello significará que tu glándula tiroides es hiperactiva. La mayoría de las personas no experimentan ninguna reacción a esta prueba. Si tu médico te la solicita, te explicará los riesgos.

Los medios de contraste yodados contienen entre 140 y 400 mg de yodo por cada mililitro de disolución oral o intravenosa, y se utilizan a menudo para diagnosticar diversas enfermedades. Algunos ejemplos son la tomografía computarizada (TC) y la angiografía.

Sin embargo, los agentes de contraste que contienen altas cantidades de yodo no se recomiendan para las personas con afecciones de tiroides o con una enfermedad renal grave. Si padeces una enfermedad tiroidea, asegúrate de que tu médico lo sepa.

TRATAMIENTO

Si te han diagnosticado hipertiroidismo, el tratamiento suele depender de la causa. Este puede consistir en impedir que la glándula tiroides produzca hormonas tiroideas o incluso destruirla. Mientras que, si está causado por un exceso de yodo, corregir los niveles de este mineral puede ayudar a que la glándula tiroides vuelva a funcionar con normalidad. En algunos casos puede ser necesario tomar medicamentos para corregir el hipertiroidismo.

MEDICAMENTOS

- Metimazol (Tapazole): tu médico puede recetarte este medicamento antitiroideo para impedir que la glándula tiroides produzca hormonas tiroideas. Esto puede eliminar los síntomas de hipertiroidismo.
- Propiltiouracilo: este medicamento impide que la glándula tiroides produzca hormonas tiroideas.
- Betabloqueantes: esta clase de medicamentos se utiliza para controlar algunos síntomas del hipertiroidismo, como la frecuencia cardiaca rápida y la sudoración.

Tu médico puede proporcionarte más detalles sobre estos medicamentos, sus usos, efectos secundarios y mucho más.

YODO RADIACTIVO

El yodo radiactivo (yodo-131) se utiliza para tratar el cáncer de tiroides (folicular, papilar), otras enfermedades tiroideas graves como el bocio o el hipertiroidismo cuando otros tratamientos no resultan eficaces o adecuados. El yodo radiactivo es absorbido por la glándula tiroides y destruye los tejidos y células tiroideas, desactivando la glándula para impedir que produzca hormonas tiroideas. Se toma en pastillas o en forma líquida. Es eficaz en personas que padecen la enfermedad de Graves, bocio multinodular tóxico, cáncer de tiroides bien diferenciado y adenoma tóxico.[99] Después de tomar yodo radiactivo, la persona se vuelve hipotiroidea y es posible que tenga que tomar diariamente medicamentos de hormona tiroidea sintética.

CIRUGÍA

En determinados tipos de cáncer de tiroides se recomienda la cirugía para extirpar total o parcialmente la glándula tiroides. Existen diversos tipos de cáncer de tiroides, como el cáncer folicular de tiroides, el cáncer medular de tiroides, el cáncer papilar de tiroides y el cáncer de tiroides de tipo indeterminado.

Las directrices de la American Thyroid Association recomiendan la extirpación total de la glándula tiroides para los tumores de más de 1 centímetro de tamaño, y la extirpación parcial del lóbulo para los tumores de 1 centímetro o menos.[100]

En algunos casos, cuando la cirugía no elimina por completo el cáncer, se utiliza yodo radiactivo (yodo-131) después de la intervención para destruir las células cancerosas restantes.

Después del tratamiento con yodo radiactivo, se mantiene al paciente en aislamiento durante 48 horas para evitar el contacto con otras personas. Esto se debe a que, tras el tratamiento con yodo-131, el yodo radiactivo que no es absorbido por la tiroides se elimina a través de la orina, el sudor, la saliva y otros fluidos corporales. Este proceso puede durar alrededor de una semana y puede afectar negativamente a las personas que estén en estrecho contacto físico con el paciente.

La extirpación mediante cirugía de una parte o de la totalidad de la glándula tiroides te convierte en hipotiroideo y te obliga a tomar diariamente medicamentos sintéticos de hormona tiroidea, dado que tu organismo deja de fabricarla.

NÓDULOS TIROIDEOS Y CÁNCER DE TIROIDES

Los nódulos tiroideos son tumores que se desarrollan en la glándula tiroides. Pueden ser sólidos o estar llenos de líquido. Diversos factores aumentan el riesgo de nódulos tiroideos, como la tiroiditis de Hashimoto, la carencia de yodo y la administración de radioterapia ionizante.[101] Otros motivos que aumentan el riesgo son el tabaquismo, la obesidad, el consumo de alcohol, los fibromas uterinos, el bocio y otras afecciones metabólicas.

Los nódulos tiroideos son más frecuentes en mujeres que en hombres, y en la mayoría de los casos son benignos (no cancerosos).[102] Sin embargo, en un pequeño porcentaje de casos los nódulos tiroideos pueden ser cancerosos. El cáncer es más frecuente en hombres que en mujeres. Generalmente, los nódulos pequeños no son perceptibles y no causan ningún síntoma. Los nódulos grandes pueden causar bocio, dificultad para tragar, para respirar y dolor. Los nódulos pueden hacer que la glándula tiroides funcione mal y se vuelva hiperactiva o hipoactiva. Esto puede provocar hipertiroidismo o hipotiroidismo.

El cáncer de tiroides es poco frecuente y solo se da entre el 4 y el 6% de los adultos. También es muy raro en la niñez, pero es más agresivo cuando aparece en esta edad. Es el tipo más común de cáncer endocrino en niños.[103] En los niños, puede causar dolor, ronquera, dificultad para tragar y un bulto en el cuello.

DIAGNÓSTICO

Dado que el mal funcionamiento de la glándula tiroides rara vez presenta síntomas, suele diagnosticarse en el contexto de otras revisiones rutinarias. Sin embargo, si experimentas cambios en tu peso, en tus niveles de energía o en tu sensibilidad a la temperatura, o bien síntomas relacionados con tu estado de ánimo, pide cita con tu médico para obtener un diagnóstico.

Si presentas un tumor u otros síntomas, tu médico puede solicitarte determinadas pruebas para confirmar la presencia de un nódulo tiroideo.

Estas pueden incluir:

∝ pruebas de imagen (tomografía computarizada, ecografía, prueba de yodo radiactivo)
∝ análisis de la función tiroidea (TSH)
∝ biopsia para comprobar si hay cáncer

TRATAMIENTO DE LOS NÓDULOS TIROIDEOS

El tratamiento depende de los resultados de las pruebas. Si no hay cambios en las hormonas tiroideas y el nódulo es benigno, tu médico puede limitarse a vigilarte.

Si tus hormonas tiroideas están desequilibradas, tu médico puede recetarte medicamentos como la levotiroxina para el hipotiroidismo.

TRATAMIENTO DEL CÁNCER DE TIROIDES

En un pequeño número de casos, los nódulos pueden ser cancerosos. Si te diagnostican cáncer de tiroides, tu médico te explicará las opciones de tratamiento y lo que puedes esperar del mismo.

Los tratamientos pueden incluir:

∝ cirugía para extirpar el cáncer
∝ yodo radiactivo tras la cirugía para destruir e inactivar la glándula con el fin de detener el desarrollo de nuevos cánceres
∝ radioterapia: la radioterapia externa puede utilizarse para destruir células cancerosas o para ralentizar

el crecimiento del cáncer cuando la glándula tiroides no capta yodo durante el diagnóstico y el cáncer se ha extendido a otras zonas del cuerpo. Se utiliza para el cáncer anaplásico de tiroides y el cáncer medular de tiroides[104]

Un estudio de 2022 descubrió que los adultos que consumían mayores cantidades de alimentos ultraprocesados tenían un mayor riesgo de desarrollar hipertiroidismo subclínico.[105] Se trata de una afección en la que la glándula tiroides es hiperactiva, pero que puede no presentar síntomas clínicos. El hipertiroidismo subclínico también se asocia a mayores factores de riesgo relacionados con el corazón, como la fibrilación auricular (ritmo cardiaco irregular), que puede aumentar el riesgo de ictus, insuficiencia cardiaca e incluso muerte.

Tu dieta es un componente importante para una glándula tiroides sana. En el próximo capítulo hablaremos de cómo tu nutrición juega un papel crucial para mantener equilibradas las hormonas tiroideas, incluidos los niveles de yodo.

TRATAMIENTOS PARA LA CARENCIA DE YODO

Existen varios tipos de tratamientos con yodo, como el yodo radiactivo, los suplementos sin receta médica y las fuentes alimentarias de yodo. Es importante tener presente que si cuentas con antecedentes de afecciones relacionadas con la tiroides, o carencia endémica de yodo, eres más vulnerable a sufrir trastornos tiroideos por causas relacionadas con el yodo, como la toma de suplementos que contengan cantidades excesivas de yodo.

El tratamiento de la carencia de yodo depende de tu nivel de yodo y de otros factores asociados.

Los tratamientos pueden incluir:

- aumento del yodo en la dieta
- suplementos
- uso de sal yodada
- tratamiento de las afecciones tiroideas

En caso de carencia leve de yodo, dependiendo de tus circunstancias individuales, tu médico puede hablarte de utilizar sal yodada si no padeces hipertensión arterial u otras razones para evitar la sal adicional en tu dieta. Tu médico también puede sugerirte que añadas yodo a tu dieta a través de ciertos alimentos ricos en este mineral. Hablaremos de ellos en detalle en el próximo capítulo.

En caso de carencia de yodo moderada o grave, el tratamiento dependerá del nivel que presentes y de si tienes otras complicaciones de salud. Tu médico puede sugerirte suplementos de yodo. Como hay muy diversos tipos de suplementos y la calidad, pureza y potencia pueden variar entre los productos, conviene saber cómo elegir los suplementos. Lo veremos en el capítulo sobre suplementos dietéticos.

Si estás planeando quedarte embarazada o estás dando el pecho, habla con tu obstetra sobre tus niveles y necesidades de yodo. Puede orientarte sobre si necesitas un multivitamínico que contenga yodo. También puede explicarte cómo asegurarte de que ingieres suficiente yodo a través de la dieta.

Un buen consejo para calcular tu ingesta de yodo es fijarte en el contenido en yodo de los distintos alimentos que consumes. Esto puede ayudarte a calibrar si es probable que tengas carencias. Habla con tu médico sobre tu dieta, especialmente si sigues una dieta restrictiva, como la vegana, o si evitas los productos lácteos.

Tras el nacimiento, se comprueba la función tiroidea de los recién nacidos. Si tienen carencia de yodo, se les pueden administrar suplementos de hormona tiroidea. En determinados casos puede ser para toda la vida, dependiendo del funcionamiento de la glándula tiroides.

TRATAMIENTO PARA EL EXCESO DE YODO

En la mayoría de los casos es raro que los niveles excesivos de yodo causen problemas de salud graves. Sin embargo, si tienes antecedentes de trastornos tiroideos o has padecido carencia de yodo en el pasado, es más probable que tengas problemas, incluso con pequeños aumentos en los niveles de yodo.

El tratamiento del exceso de yodo depende del nivel de este y de otros factores. Por lo general, estos tratamientos constituyen soluciones opuestas a los tratamientos para la carencia de yodo. Las opciones pueden incluir:

- variar la dieta para reducir el yodo en caso de exceso leve (evitar el marisco, determinados productos lácteos, algas)
- dejar de tomar suplementos de yodo (si los estás tomando)
- tratar afecciones tiroideas (hipertiroidismo, hipotiroidismo, enfermedad de Graves)
- evitar la sal yodada
- en caso de intoxicación grave por yodo, carbón activado para impedir que el organismo absorba el exceso de yodo y medidas de apoyo para las dificultades respiratorias (respirador) y el tratamiento de otras afecciones

Si has desarrollado un hipotiroidismo leve por tomar demasiado yodo, tu médico puede recomendarte que reduzcas los niveles de yodo en la dieta. En algunos casos, esto es todo lo que se necesita para corregir el problema. Sin embargo, si es más grave, el médico puede recetarte hormonas tiroideas para regular la glándula tiroides. Algunas personas necesitarán tomarlas a largo plazo.

Como ya se ha señalado, si padeces la enfermedad de Graves, tu médico puede recomendarte medicamentos antitiroideos como el metimazol y el propiltiouracilo, tratamiento con yodo radiactivo o cirugía tiroidea.

El tratamiento dependerá de la gravedad de tu enfermedad. Tu médico te explicará todas las opciones de tratamiento disponibles en función de tu situación individual.

El yodo es un importante micronutriente que resulta vital para nuestro organismo. Muchos expertos recomiendan tomar suplementos de yodo. Pero recuerda que tomar demasiado yodo puede tener consecuencias negativas. Esto es especialmente cierto si tienes antecedentes de problemas de tiroides. Antes de decidirte a tomar suplementos de yodo, consulta a tu médico. Él podrá explicarte las ventajas y los riesgos de tomar yodo en función de tu historial médico. Después de todo, no querrás empeorar tu salud tiroidea sin saberlo.

7

FUENTES ALIMENTARIAS DE YODO

Como hemos aprendido en capítulos anteriores, es fundamental tener unos niveles adecuados de yodo para que la glándula tiroides funcione correctamente y pueda producir hormonas tiroideas. Y las hormonas tiroideas regulan muchas funciones importantes de tu cuerpo: tu cerebro, tu nivel de energía, tu temperatura y mucho más.

El yodo y el selenio son importantes micronutrientes que pueden afectar a los anticuerpos estimulantes de la tiroides y a la función tiroidea. Las carencias de estos nutrientes pueden causar o alterar el curso de problemas tiroideos autoinmunes como la enfermedad de Graves.

El yodo se obtiene principalmente a través de la dieta. Las formas más comunes son el yoduro, el yodato y el yodo orgánico. Aunque la glándula tiroides solo necesita una pequeña cantidad para funcionar con normalidad, si no ingieres suficiente yodo a través de los alimentos que consumes a diario, acabarás sufriendo una carencia de yodo. Por otro lado, si consumes con regularidad alimentos muy ricos en yodo, corres un mayor riesgo de desarrollar un exceso de yodo.

Como hemos comentado anteriormente, tanto los niveles bajos como los altos de yodo pueden alterar el funcionamiento de la glándula tiroides, provocando un desequilibrio en las hormonas tiroideas y afecciones relacionadas con este, como el hipotiroidismo, el hipertiroidismo, los nódulos y el bocio.

Las fuentes más comunes para la ingesta diaria de yodo por parte de las personas son la sal yodada, los lácteos, el pan y diversos tipos de marisco.

Quizá te preguntes, puesto que la sal yodada existe desde hace casi cien años y la mayoría de los hogares tienen acceso a diario a este alimento básico, ¿por qué sigue existiendo carencia de yodo en todo el mundo?

Ya hemos mencionado algunas razones de la carencia de yodo, como la falta de acceso a fuentes de alimentos nutritivos, las malas condiciones del suelo y el agua, la evitación de la sal por motivos de salud o el seguimiento de un determinado tipo de dieta.

Conocer y comprender las fuentes alimentarias de yodo, así como echar un vistazo a tu dieta personal y a lo que comes habitualmente, te ayudará a determinar si estás ingiriendo suficiente yodo o si necesitas ajustar tu ingesta de alimentos.

CANTIDAD DIARIA RECOMENDADA

Uno de los retos que plantea la estimación de la cantidad suficiente de yodo para poblaciones e individuos tiene que ver con las diferentes definiciones y directrices utilizadas para determinar dicha cantidad suficiente de yodo. Algunos científicos proponen utilizar la necesidad media (AR, por sus siglas en inglés) para estimar la cantidad suficiente de yodo en el caso de las poblaciones.[106] La AR se define como el consumo medio diario de yodo previsto para satisfacer las necesidades del 50% de los individuos sanos en una etapa concreta de la vida. Por otro lado, la ingesta media y las directrices RDA se definen como la media diaria estimada para satisfacer las necesidades de yodo de casi todos (98%) los individuos sanos.[107] Estas diferencias en la definición de los niveles de yodo para poblaciones e individuos pueden causar confusión y una interpretación errónea de los datos a la hora de determinar la cantidad suficiente de yodo.

Como hemos mencionado anteriormente, en determinadas épocas de la vida aumenta la necesidad de yodo del organismo y, si la dieta no es una buena fuente, puede producirse una carencia. Además, si tu dieta no incluye sal yodada u otras fuentes cotidianas (productos lácteos, marisco, pan), corres un mayor riesgo de sufrir una carencia.

La RDA de yodo en EE. UU. es de 150 mcg al día para los adultos. Es mayor para las mujeres embarazadas (220 mcg) y las lactantes (290 mcg). Sin embargo, existen algunos problemas a la hora de calcular la cantidad de yodo que se ingiere realmente a través de la dieta en función de los alimentos que se consumen a diario. He aquí uno de los problemas que rodean al yodo y a las directrices de la RDA, y la razón por la que muchas personas de todo el mundo pueden estar sufriendo una carencia leve de yodo sin ser conscientes de ello.

Una de las razones por las que es difícil calcular el contenido en yodo de los alimentos en muchos países es que no todos los alimentos indican las cantidades de yodo en el etiquetado. En muchos países no se exige que se indique el contenido nutricional de yodo en las etiquetas de los productos alimentarios. De hecho, en EE. UU. el Departamento de Agricultura (USDA) no comenzó a incluir el yodo en su base de datos de nutrientes hasta 2019. Puedes introducir diferentes alimentos en el buscador FoodData Central del USDA y obtener más información sobre el contenido de nutrientes.[108]

La otra razón por la que es difícil calcular la ingesta media diaria de yodo es que, según las investigaciones, el contenido en yodo de los alimentos puede variar. Esto puede dificultar la tarea de saber si se está en los niveles adecuados, en carencia o en exceso en función de los hábitos alimentarios. Los científicos creen que las variaciones en los niveles de yodo de los alimentos ocasionalmente podrían deberse a las diferentes técnicas agrícolas o métodos de procesamiento, los cambios estacionales, el lugar de cultivo de los alimentos e incluso la forma de cocinarlos. Por ejemplo, si recuerdas, hervir ciertos tipos de algas marinas con alto contenido en yodo puede reducir su nivel de yodo más de un 90%.

Aunque la falta de información nutricional sobre el yodo puede plantear dificultades a la hora de calcular tu ingesta diaria, siempre que no sigas una dieta muy restrictiva deberías ingerir cantidades adecuadas.

La clave para mantener el yodo en niveles adecuados es asegurarnos de seguir una dieta equilibrada que contenga yodo procedente de diversas fuentes alimentarias. Como se ha señalado, las verduras y las frutas no son una buena fuente de yodo porque contienen cantidades mínimas.

Si sigues una dieta restrictiva, puede que necesites suplementos de yodo para asegurarte de que no tienes carencias. En el próximo capítulo hablaremos de los suplementos de yodo disponibles y de cómo elegir entre los numerosos productos.

CONTENIDO EN YODO DE DIVERSOS TIPOS DE ALIMENTOS[109]

El yodo añadido a cualquier alimento en EE. UU. se considera un aditivo alimentario.[110] La etiqueta tiene que indicar el porcentaje de valor diario (VD) de yodo en el alimento. Sin embargo, esto no se aplica a los suplementos dietéticos. La Administración de Alimentos y Medicamentos (FDA) regula vagamente las normas de los ingredientes de los suplementos dietéticos.

Grupos de alimentos y contenido en yodo

Grupo de alimentos	Contenido en yodo*
Lácteos	Yogur griego natural 51 mcg
Huevos	Huevo entero deshidratado 274 mcg; yema deshidratada 349 mcg; yema cruda 177 mcg
Verduras	Varios < 10 mcg
Frutas	Varios < 5 mcg
Pescado y marisco	Langosta 185 mcg; moluscos 104 mcg; abadejo 227 mcg
Carne	Pollo/ternera < 5 mcg
Cereales	Pasta hervida con sal yodada 29 mcg
Algas marinas	Nori seca 2.320 mcg
Comida rápida	Hamburguesa de queso con acondicionador de masa yodado 278 mcg; huevo + queso + *muffin* de jamón 25 mcg
Productos horneados	Panecillo blanco con acondicionador de masa yodado 1.196 mcg; pan blanco de molde con acondicionador de masa yodado 693 mcg

* El contenido en yodo se basa en las recomendaciones de ingesta diaria de yodo para adultos y niños en edad escolar de 150 mcg.

Los productos lácteos son una de las mayores fuentes de yodo. Se calcula que entre el 13 y el 64% de nuestras necesidades de yodo se cubren con productos lácteos.[111] En EE. UU., se estima que representan el 50% de la ingesta total de yodo. De hecho, una ración de leche puede aportar hasta el 57% de una ración diaria de yodo. Sin embargo, existe una gran variabilidad en el contenido en yodo de los distintos productos lácteos. Una vez más, esto hace que sea difícil calcular tus niveles diarios, especialmente si eres vulnerable a las afecciones tiroideas.

Entre los factores que pueden provocar alteraciones en el contenido en yodo de los alimentos se encuentran:

- técnicas de saneamiento de la leche a base de yodo utilizadas por las centrales lecheras
- animales que consumen alimentos goitrogénicos[112]
- lugar donde pastan los animales (suelo de pastos frente a zonas marítimas)
- cualquier suplemento de yodo en animales
- estación del año (la concentración de yodo en la leche de supermercado es mayor en invierno que en verano)

Por ejemplo, en un estudio, las vacas alimentadas con una dieta a base de harina de canola presentaban los niveles de yodo más bajos en comparación con otros tipos de alimentación o con las vacas que recibían suplementos de yodo. Aunque la cantidad de yodo suplementario que se administra a las vacas lecheras está regulada en algunos países, los factores de yodo dependientes de los alimentos no suelen estar regulados y contribuyen a las variaciones de yodo en los productos lácteos.

Un informe sobre nutrición de 2022 perteneciente al programa Total Diet Study y elaborado por el Departamento de Agricultura de los Estados Unidos en colaboración con otras agencias gubernamentales estadounidenses, como la Oficina de Suplementos Dietéticos de los Institutos Nacionales de la Salud y el Centro de Seguridad Alimentaria y Nutrición Aplicada de la Administración de Alimentos y Medicamentos (FDA) de EE. UU., ofrece una lista detallada del contenido en nutrientes de diversos alimentos. En la actualidad los investigadores están analizando los datos para conocer mejor micronutrientes como el yodo y determinar si se han producido cambios respecto al pasado.

Recordemos que la encuesta NHANES correspondiente a los años 2001-2012 reveló un aumento de la carencia de yodo a lo largo de esos 12 años. La encuesta indica que las mujeres en edad reproductiva, los estadounidenses de raza negra y los adultos jóvenes presentan una carencia leve de yodo.[113]

Es de esperar que el análisis del informe del Total Diet Study proporcione nueva información sobre las fuentes alimentarias de yodo y sobre si EE. UU. sigue manteniendo niveles adecuados para la mayoría de la población.

ALIMENTOS GOITROGÉNICOS

Como se indica en el capítulo 3, el término *goitrógenos* hace referencia a los alimentos que pueden causar bocio o inflamación de la glándula tiroides. Este tipo de alimentos pueden bloquear el acceso al yodo por parte de la glándula tiroides, así como obstaculizar la acción de otros elementos necesarios para la producción normal de hormonas tiroideas. Para la mayoría de las personas, los goitrógenos no plantean problemas relacionados con la función tiroidea. En raras ocasiones, el consumo regular de cantidades excesivas de alimentos goitrogénicos puede aumentar el riesgo de desarrollar carencia de yodo y problemas de tiroides.

Entre los alimentos goitrogénicos se encuentran las verduras crucíferas, como la coliflor, el brócoli, las coles de Bruselas, la berza, la col rizada y otros alimentos de la familia *Brassica*. Entre los beneficios de las verduras crucíferas se incluyen sus propiedades anticancerígenas. Los productos de soja también contienen isoflavonas, que pueden bloquear la producción de hormonas tiroideas.

Las verduras crucíferas son ricas en antioxidantes y fibra. Se ha demostrado que estos compuestos cuentan con propiedades anticancerígenas.[114] La mayoría de los tipos de verduras crucíferas tienen niveles bajos de goitrógenos, pero las coles de Bruselas, la berza y algunas especies de col rizada rusa tienen niveles más altos de goitrógenos.

Actualmente existen pocos estudios que nos hablen de una relación entre el trastorno tiroideo y el consumo de verduras goitrogénicas. Un estudio chino de 2010 describía a una mujer china de 88 años que había desarrollado un coma mixedematoso tras ingerir entre 1 y 1,5 kg de bok choy crudo al día durante varios meses.[115] Parece tratarse de un caso extremo y aislado, ya que no existen más informaciones de este tipo en la literatura científica.

El coma mixedematoso está causado por un hipotiroidismo avanzado grave como consecuencia de una producción inadecuada de hormona tiroidea. Puede provocar frecuencia cardiaca lenta, respiración lenta, *shock* y, en última instancia, coma. Puede incluir alteraciones cutáneas como hinchazón de la cara, los ojos, los labios, la lengua y la piel. El coma mixedematoso también se conoce como crisis mixedematosa y se considera un tipo de emergencia médica.

Si padeces un trastorno tiroideo o tienes una carencia moderada o grave de yodo, es conveniente que hables con tu médico sobre tu dieta y el consumo de verduras goitrogénicas. Hasta ahora no hay datos que demuestren que seguir una dieta sana que incluya algunas verduras crucíferas suponga un problema para la función tiroidea. Hervir o cocinar las verduras crucíferas también reduce los compuestos goitrogénicos.

Las dietas ricas en productos de soja como el tofu, el tempeh, la leche de soja y el miso tienen algunos beneficios para la salud. Los estudios han demostrado que el consumo de productos de soja puede reducir en alguna medida el colesterol total y el colesterol LDL. En el caso de algunas mujeres, la soja puede reducir hasta cierto punto los sofocos asociados a la menopausia y quizá disminuir la presión arterial y el riesgo de cáncer de mama.[116] Sin embargo, aún se desconocen muchos de los posibles efectos del consumo de productos de soja en personas con problemas de tiroides, incluidas las que pueden tener carencia de yodo. Los bebés nacidos con hipotiroidismo a los que se les administra levotiroxina y que toman fórmulas a base de soja pueden necesitar ajustes en su dosis de levotiroxina para controlar el hipotiroidismo.

Si tienes una función tiroidea normal, seguir una dieta equilibrada que incluya algunos productos a base de soja no planteará riesgos para tu salud relacionados con la tiroides. Y si padeces un trastorno tiroideo y tomas medicación, siempre que no consumas cantidades excesivas, generalmente la soja no te causará problemas de salud. No obstante, consulta siempre a tu médico sobre tu consumo de soja y cualquier duda que te surja. Calentar, remojar y fermentar productos de soja como el tofu también puede reducir sus propiedades goitrogénicas.

ALIMENTOS RICOS EN YODO

Como ya hemos comentado, en general, los alimentos ricos en yodo son los productos lácteos, los cereales, diversos tipos de marisco y las algas. La mayoría de las personas que llevan una dieta variada en la que las diferentes categorías alimentarias se hallan equilibradas obtienen cantidades adecuadas de yodo a través de su dieta.

Según los datos del Total Diet Study más reciente, los que aparecen a continuación son ejemplos de alimentos con alto contenido en yodo. En esta lista se puede constatar cómo las frutas y verduras tienen cantidades insignificantes de yodo. Las siguientes tablas pueden ser útiles para evaluar las pautas dietéticas y la ingesta de yodo. De nuevo, ten en cuenta que estos valores son estimativos, y que los valores de yodo asignados pueden cambiar en función de la estación del año, los conservantes, las técnicas de procesado utilizadas, etc.

Ejemplos de alimentos con alto contenido en yodo del Total Diet Study (FDA) 2018-2020

Carne/aves/pescado/huevos	
Bacalao al horno	1.696 mcg
Huevos duros	673 mcg
Salchicha (ternera o ternera + cerdo)	533 mcg
Palitos de pescado/hamburguesa de pescado congelados	507 mcg
Fiambre (mortadela)	187 mcg
Gambas precocidas	141 mcg
Salmón	122 mcg
Sopa de almejas en lata	109 mcg
Atún en lata	106 mcg
Salami seco	97 mcg

Otros alimentos	
Polo de frutas	2.268 mcg
Proteína en polvo	977 mcg
Barrita de chocolate con leche	433 mcg
Tarta de calabaza	277 mcg
Zumo de pomelo	157 mcg
Hamburguesa vegetariana	95 mcg

Lácteos	
Queso suizo	1.505 mcg
Queso mozzarella	500 mcg
Queso fundido americano	457 mcg
Requesón reducido en grasa	423 mcg
Queso Monterey Jack	413 mcg
Batido de vainilla	360 mcg
Leche entera	300 mcg
Crema de leche	296 mcg
Nata agria	290 mcg
Yogur desnatado	270 mcg
Queso cremoso	240 mcg

Pan	
Pan de hamburguesa/perrito caliente	4.034 mcg
Pan blanco en rebanadas	2.674 mcg
Pan integral en rebanadas	1.282 mcg
Pan rallado	1.117 mcg
Pan de maíz casero	383 mcg

Como hemos mencionado anteriormente, puede resultar difícil medir con precisión el contenido en yodo de los alimentos, ya que los niveles pueden variar por diversos motivos. Además, faltan criterios claramente definidos sobre lo que se consideran niveles óptimos de yodo para los grupos que necesitan niveles más altos, como las mujeres embarazadas y lactantes. Basarse únicamente en estudios sobre el contenido nutricional de la concentración de yodo en diversos alimentos puede generar lagunas de evaluación a la hora de determinar la cantidad suficiente de yodo para las poblaciones vulnerables.

El análisis del contenido nutricional de los alimentos tiene limitaciones y puede no ser suficiente si se utiliza solo para evaluar la malnutrición por yodo en poblaciones vulnerables. Además, disponer de explicaciones más detalladas sobre los métodos de recopilación de datos y las posibles razones de los cambios en los niveles puede ayudar a arrojar luz sobre las razones de las posibles discrepancias en los valores asignados.

Consumir una dieta equilibrada con una cantidad suficiente de estas fuentes de alimentos ricos en yodo te ayuda a mantenerte en los niveles indispensables de yodo. Si crees que tu dieta no te aporta el yodo necesario o tienes síntomas de carencia de yodo, consulta a tu médico. Él puede comprobar tu nivel de yodo y tu función tiroidea.

El análisis del Total Food Diet de la FDA descubrió que entre los alimentos con alto contenido en yodo se encontraban ciertos tipos de pan, como el pan blanco, los panecillos (blancos) para hamburguesas y perritos calientes y el pan integral. Los investigadores creen que esto podría deberse a los acondicionadores de masa a base de yodo añadidos a la masa de pan de algunas muestras. El informe también descubrió que los polos con sabor a fruta tenían una alta concentración de yodo. Creen que puede deberse a la adición del colorante alimentario FD&C Red #3, que contiene yodo.

De estos ejemplos se desprende que el yodo puede encontrarse en los alimentos a partir de fuentes inesperadas por medio del procesado, de la suplementación de la dieta animal, de los procesos de saneamiento y de otros factores.[117]

EL YODO Y LAS DIETAS ESPECIALES

La mayoría de las personas que siguen una dieta equilibrada y variada tienen niveles adecuados de yodo. Sin embargo, si tienes necesidades dietéticas especiales que no incluyen muchos alimentos ricos en yodo, puedes correr un mayor riesgo de padecer una carencia de este mineral.

Por ejemplo, puedes arriesgarte a sufrir una carencia de yodo si evitas las siguientes categorías de alimentos:

- lácteos
- cereales
- marisco
- carne/aves/huevos

Dado que hoy en día es habitual seguir dietas especializadas, como la vegana o la vegetariana, es importante conocer el contenido en yodo de los distintos alimentos con el fin de asegurarse de que se ingieren las cantidades adecuadas para seguir teniendo suficiente yodo.

Aunque hay pocos estudios que hayan evaluado el impacto de los niveles de yodo en las personas que siguen dietas especiales, algunos estudios más antiguos han informado de que los veganos y los vegetarianos tienen niveles de yodo más bajos que quienes consumen alimentos más variados, como carne, pescado y huevos.[118]

Una revisión de estudios realizada en 2020 y que incluía a más de 127.000 personas de países industrializados reveló que aquellas que seguían dietas veganas tenían las concentraciones de yodo más bajas, seguidas de los vegetarianos. Según el estudio, quienes seguían una dieta vegana presentaban con mayor frecuencia una carencia de yodo leve o moderada en comparación con otros grupos, basándose en la ingesta diaria recomendada por la OMS de 150 mcg/día. La mayoría de los veganos y vegetarianos no alcanzaban concentraciones adecuadas de yodo, en comparación con la mayoría (83%) de los omnívoros.[119]

Los veganos que restringen los lácteos, la carne, el pescado y los huevos corren un mayor riesgo de desarrollar una carencia de yodo.[120] Otro estudio desveló que las personas que seguían un estilo de vida ovolactovegetariano tenían un 9% más de probabilidades de padecer hipotiroidismo que las que seguían una dieta mixta.

Además, el consumo de leche alternativa no láctea y de alimentos vegetales no enriquecidos aumenta la vulnerabilidad a la carencia de yodo. Esto es especialmente cierto en el caso de las personas que viven en países que ya de por sí presentan índices elevados de carencia de yodo.

Los fabricantes de productos lácteos alternativos (soja, almendras, etc.) y alimentos de origen vegetal deberían indicar el contenido en yodo en las etiquetas para ayudar a identificar las fuentes de yodo de este tipo de alimentos.

Si sigues una dieta vegana, puede que necesites incluir fuentes alternativas ricas en yodo o utilizar suplementos de yodo para mantener unos niveles adecuados. Ten en cuenta que comer demasiadas algas, que tienen un alto contenido en yodo, o tomar ciertos suplementos de yodo con cantidades no reveladas de este mineral también puede plantear problemas relacionados con el exceso de yodo o la exposición a metales pesados debido a la contaminación.

Los estudios han demostrado que el hierro y el selenio, además del yodo, desempeñan un papel importante en la función tiroidea normal.[121] Si eres vegano o vegetariano, asegurarte de que estás recibiendo cantidades suficientes de estos tres nutrientes es crucial para la regulación normal de tu tiroides. Los estudios también han demostrado que mantener niveles adecuados de selenio y yodo puede proporcionar beneficios protectores contra la tiroiditis autoinmune.[122]

Cada vez son más populares las dietas vegetarianas y veganas. No obstante, dado que las frutas y las verduras tienen un bajo contenido en yodo, es importante sustituirlas por alimentos ricos en yodo para mantener unos niveles de yodo saludables. Los lactantes y los niños en edad de crecimiento necesitan niveles adecuados de yodo para crecer y desarrollarse correctamente, mantener una función tiroidea saludable y evitar las afecciones tiroideas derivadas de una carencia de yodo a largo plazo.

8

¿QUIÉN NECESITA SUPLEMENTOS DE YODO?

La necesidad o no de suplementos de yodo dependerá de tus niveles de yodo, de tus síntomas, de otros problemas de salud que puedas tener y de otros factores que deben tenerse en cuenta (como el embarazo). Como ya hemos comentado, la carencia de yodo puede causar hipotiroidismo y, posteriormente, discapacidades permanentes en el desarrollo cerebral y físico de los bebés en desarrollo y a lo largo de la infancia. Se cree que la carencia de yodo es la causa más común de anomalías cerebrales prevenibles en todo el mundo.

Como hemos aprendido a lo largo de este libro, entre los individuos que pueden necesitar suplementos se encuentran:

- mujeres embarazadas y lactantes con carencia de yodo (según consejo médico)
- veganos o vegetarianos con carencia de yodo
- otras personas que viven en zonas con carencia endémica de yodo
- quienes no tienen acceso a la sal yodada y presentan carencia de yodo

La mayoría de las personas pueden satisfacer sus necesidades diarias de yodo mediante el uso de sal yodada común en combinación con alimentos ricos en yodo, como detallamos en el capítulo anterior. Pero si no consumes una cantidad suficiente de estos alimentos, es posible que necesites un suplemento de yodo en función de tus circunstancias específicas.

Por lo general, si manifiestas síntomas de carencia de yodo o tu médico sospecha que padeces un trastorno tiroideo, solicitará pruebas para comprobar tus niveles de yodo y de hormonas tiroideas.

Dependiendo de la gravedad de tu carencia, tu médico puede recomendarte que hables con un dietista o nutricionista para aumentar la ingesta de yodo en la dieta de forma natural.

Sin embargo, si tu médico considera que tu carencia es más grave, puede recomendarte que tomes suplementos de yodo. Te sugerirá una determinada dosis y te recomendará el tipo de yodo más adecuado para ti. Tu médico también supervisará regularmente tus niveles de yodo y de hormonas tiroideas mientras estés tomando suplementos de yodo.

TIPOS DE SUPLEMENTOS

Hay que informarse a fondo sobre los suplementos dietéticos y sobre sus beneficios y riesgos antes de comprar yodo.

En primer lugar, existen cientos de fuentes y tipos diferentes de suplementos de yodo. Y contienen cantidades muy distintas, que pueden afectar a la salud de tu tiroides. Recuerda que el exceso de yodo es tan perjudicial para la salud como la carencia. Ignorar cuánto se está tomando puede aumentar el riesgo de ingerir demasiado yodo.

La FDA exige que los aditivos alimentarios y los ingredientes nutritivos añadidos a los alimentos o suplementos figuren en el etiquetado del producto. Por ejemplo, si se añade yoduro cuproso (de cobre) o yoduro potásico a la sal, la etiqueta debe decir: «Esta sal aporta yoduro, un nutriente necesario». Sin embargo, actualmente no existe ninguna normativa que regularice la inclusión de ingredientes en los suplementos dietéticos. La FDA no regula el enriquecimiento de alimentos o suplementos con yodo. Así pues, las multivitaminas no están obligadas a incluir yodo. No obstante, si se añade yodo a un suplemento, debe indicarse en la etiqueta.

Según la normativa de la FDA sobre el etiquetado de los suplementos dietéticos, las etiquetas de estos deben contener lo siguiente:

- ✂ nombre del producto
- ✂ información del etiquetado (lista de ingredientes y cantidades)
- ✂ cantidad del contenido
- ✂ ingredientes inactivos (se trata de ingredientes como aglutinantes y rellenos que no afectan al funcionamiento del suplemento)
- ✂ nombre y dirección del fabricante, distribuidor y envasador

Existen todo tipo de suplementos de yodo, en forma de comprimidos, gominolas, cápsulas y líquidos, que contienen distintos tipos y cantidades de yodo. La cantidad de yodo, la fuente de los ingredientes, el coste y la calidad pueden variar entre unos productos y otros. Estos también pueden contener otros ingredientes para «potenciar» la función tiroidea, como tirosina (aminoácido) o selenio (micronutriente). Algunos productos comercializados como complemento prenatal contienen otras vitaminas y minerales además de yodo.

Las concentraciones pueden variar desde tan solo 225 mcg, que proporcionan el 150% de la ingesta diaria recomendada (RDI, por sus siglas en inglés), hasta más de 12.000 mcg, que suponen más del 8.000% de la RDI.

Las directrices de la American Thyroid Association sugieren evitar los suplementos que contengan más de 500 mcg diarios de yodo.

De ahí la importancia de que hables con tu médico o farmacéutico antes de comprar cualquier suplemento dietético. Ellos podrán orientarte sobre el suplemento adecuado en función de tus niveles de yodo y de hormonas tiroideas.

He aquí algunos tipos de suplementos de yodo:

- ∝ yoduro potásico
- ∝ yoduro sódico
- ∝ yodo derivado del alga kelp
- ∝ yodo a base de espirulina
- ∝ vitaminas prenatales con yodo

Existen numerosas marcas que comercializan diferentes productos a base de yodo disponibles en internet y en tiendas de salud, farmacias y otros comercios minoristas.

LA CALIDAD IMPORTA

Las ventas de suplementos dietéticos llevan creciendo a nivel mundial mucho más de una década. Según estimaciones recientes, las ventas mundiales en 2019 fueron de casi 353.000 millones de dólares. Existen millones de productos, y no todos los países los regulan adecuadamente. Esto puede dificultar la selección de suplementos de calidad.

Además, ten en cuenta que *natural* no significa seguro o eficaz. Muchos suplementos dietéticos y productos nutracéuticos que se venden en internet y en las estanterías de las tiendas contienen cantidades peligrosas de contaminantes tales como plomo, mercurio y otros productos nocivos no revelados. Esto puede resultar peligroso si tales contaminantes se acumulan en el organismo a lo largo del tiempo.

Un consejo importante es buscar normas de pureza y potencia en la etiqueta. Elige marcas reputadas. Por lo general, los productos probados y verificados por laboratorios independientes tienen más probabilidades de contener ingredientes de calidad en las cantidades indicadas en la etiqueta.

ORIENTACIÓN PROFESIONAL SANITARIA

Puede resultar abrumador ver la cantidad de suplementos de yodo disponibles sin receta y en internet. Esto puede dificultar la decisión sobre cuál es el mejor. Las normas de calidad de los productos también pueden variar en gran medida de un fabricante a otro. Por ejemplo, muchos productos pueden no contener la cantidad indicada en la etiqueta (sino cantidades superiores o inferiores).

De ahí que tu farmacéutico local constituya un gran recurso. Si tu médico te sugiere tomar un suplemento de yodo, aquel puede orientarte hacia productos de calidad. Informar a tu farmacéutico sobre los suplementos dietéticos que estás tomando también puede evitar interacciones con otros medicamentos recetados.

Puedes concertar una cita para hablar con tu farmacéutico sobre todos tus productos de venta libre para asegurarte de que son seguros y eficaces y de que no interaccionan con tus medicamentos sujetos a receta.

9

PUNTOS FINALES

Teniendo en cuenta todos los beneficios del yodo que hemos descrito, no hay duda de que este micronutriente es importante para el funcionamiento normal del organismo. Entonces, ¿ha llegado el momento de comprar suplementos de yodo? No exactamente. Por muy interesantes que sean las investigaciones sobre los numerosos beneficios potenciales del yodo, aún queda mucho por saber sobre su eficacia, las dosis adecuadas y la seguridad que entraña su uso.

Si has recurrido a este libro, es porque querías saber más sobre el yodo y cómo afecta a tu salud. Hay mucha información disponible sobre el yodo en la red y en los libros. Algunos foros en línea, blogs y libros sugieren que estamos consumiendo demasiado yodo y que esto está causando numerosos problemas de salud. Otros muchos libros y sitios web proponen que estamos sufriendo una carencia de yodo. ¿Dónde está la verdad? Los hechos son menos dramáticos.

Veamos algunos datos que nos ayudarán a orientarnos en el debate sobre el yodo:

- La mayoría de nosotros obtenemos de nuestra dieta habitual suficiente yodo como para mantener unos niveles adecuados.

- Las personas que siguen dietas restrictivas son más propensas a sufrir carencias de yodo y afecciones relacionadas con la tiroides.
- Los niveles de yodo son adecuados en la mayoría de países de habla hispana, en especial en aquellas zonas cercanas al mar. Sin embargo, cabe destacar que hay países que consumen en exceso (como Colombia, según un estudio de 2016), y otros que están en carencia (como Bolivia, entre otros).
- Tanto los niveles bajos de yodo como los altos pueden causar problemas de salud a largo plazo.
- La carencia de yodo es más común en zonas con pocos recursos debido a la falta de acceso a alimentos nutritivos, a la calidad del agua y a las malas condiciones del suelo.
- Los procedimientos particulares de análisis de yodo suelen ser inexactos.
- Las mujeres embarazadas y lactantes necesitan más yodo para su desarrollo y el de sus bebés.
- Muchos obstetras y matronas no hablan de los niveles de yodo con sus pacientes.
- El consumo constante de alimentos con alto contenido goitrogénico (que bloquean el yodo) puede reducir los niveles de yodo a largo plazo.
- Las personas con afecciones tiroideas son más sensibles a los cambios en los niveles de yodo (al alza o a la baja).
- La intoxicación por yodo es poco frecuente, pero puede suponer una crisis médica potencialmente mortal que requiere atención médica inmediata.
- Los suplementos de yodo pueden variar mucho en sus niveles de yodo y en su calidad.
- Los suplementos de yodo pueden interaccionar con otros medicamentos.

∝ Los científicos aún están descubriendo los beneficios y riesgos del yodo, las dosis adecuadas y su eficacia.

Aunque presentes algunos de los síntomas de la carencia de yodo, no empieces a tomar un suplemento sin consultar antes a tu médico. Síntomas comunes como el aumento de peso, el cansancio excesivo o los problemas de memoria pueden deberse a muy diversos trastornos de salud y no necesariamente a una carencia de yodo.

Los suplementos dietéticos también pueden interaccionar con otros medicamentos. Siempre es útil pedir consejo a un médico antes de tomar un suplemento. El médico puede analizar tu estado general de salud y solicitar las pruebas diagnósticas adecuadas. Esto incluye comprobar tus niveles de yodo y de hormonas tiroideas.

Según distintos investigadores, aún se desconocen los niveles ideales de yodo para cada franja de edad. También es difícil estimar la ingesta de yodo porque es difícil calcular con precisión el contenido en yodo de los alimentos. Por lo tanto, la dieta es fundamental para el equilibrio en los niveles de yodo. Lo que comes regularmente puede hacer que tengas los niveles ideales o empujarte a la carencia o al exceso.

Los profesionales de la salud y la comunidad sanitaria internacional tampoco se ponen de acuerdo sobre los niveles adecuados. Además, existe un gran debate en las comunidades médica y científica sobre la cantidad diaria recomendada de yodo en la dieta.

Muchos creen que la actual RDA para adultos de 150 mcg al día se estableció como nivel de referencia para prevenir el bocio, y no es un nivel adecuado para un equilibrio ideal del yodo que permita aprovechar todos sus beneficios. Pero es importante saber que existen programas continuos de control nutricional y encuestas realizadas por diversos organismos gubernamentales para evaluar el estado nutricional de la población.

Algunos defensores del yodo también sostienen que los límites máximos recomendados para el yodo en la dieta son demasiado conservadores. Recordemos que las dosis superiores a 300 mcg/l en adultos y 500 mcg/l en embarazadas se consideran excesivas, estableciéndose en 1.100 mcg la dosis máxima en adultos. Las investigaciones sobre diversas dosis de suplementos de yodo no han sido concluyentes en cuanto a los beneficios y riesgos de las dosis más altas.

Estas dosis pueden depender de factores individuales no recogidos en los estudios de investigación. Sin embargo, la mayoría de las personas sin trastornos tiroideos u otras afecciones serias, como una enfermedad renal grave, toleran dosis más altas de yodo sin grandes efectos perjudiciales. Pero hay que tener en cuenta que las mujeres embarazadas y los recién nacidos son especialmente sensibles a los niveles elevados de yodo y a sus efectos sobre la función tiroidea, y necesitan una vigilancia más estrecha para evitar carencias o excesos.

El yodo sigue manteniendo un papel controvertido como nutriente vital en todo el mundo. Existen diferentes escuelas de pensamiento procedentes de diversos expertos científicos, clínicos y de medicina funcional que confunden a los consumidores sobre su salud en relación con el yodo.

Así pues, ¿qué deberías extraer de la lectura de este libro sobre el equilibrio en los niveles de yodo?

El punto principal que hay que tener en cuenta es que si sigues una dieta equilibrada e incluyes sal yodada en tu consumo habitual, es probable que tengas suficiente yodo.

Sin embargo, si sigues una dieta vegana o vegetariana y evitas las fuentes habituales de alimentos ricos en yodo, es posible que desees que tu médico compruebe tus niveles de yodo y tus indicadores tiroideos. Además, si experimentas síntomas de trastorno tiroideo (aumento de peso, fatiga, sensibilidad a la temperatura, etc.), puede ser útil que te hagas revisar los mencionados indicadores.

Tu médico puede hablarte de los riesgos de padecer una carencia de yodo en función de tu dieta habitual y sugerirte si te conviene someterte a dichas pruebas.

Una vez analizados los niveles de yodo, el médico te recomendará los pasos a seguir. Si la carencia es leve, puede que te pida que aumentes las fuentes de yodo en la dieta. En el caso de otros trastornos graves de la salud tiroidea, es posible que necesites medicamentos recetados para controlar tus hormonas tiroideas.

Contamos con una serie de magníficas bases de datos de fuentes alimentarias que enumeran el contenido en yodo de diversos alimentos. En la sección de recursos encontrarás una lista que te ayudará a conocer el contenido en nutrientes de los distintos alimentos que consumes a diario.

Examina detenidamente tu dieta y, si crees que puedes estar padeciendo un bajo nivel de yodo, habla con tu médico para obtener más información y tomar medidas que te permitan equilibrar tus niveles de yodo.

❖ AGRADECIMIENTOS ❖

Me gustaría dar las gracias a mi marido Koustuv por apoyarme siempre en lo que escribo. Este libro no habría sido posible sin ti. Tus valiosos comentarios me ayudan a crecer como escritora. Ah, ¡y gracias por los sinónimos!

Muchas gracias también a mi hija Shreya y a mis hijos Shohan y Shomik por vuestra positividad y ánimos. Estoy muy orgullosa de cada uno de vosotros.

A mi madre: Eres una narradora con talento y una inspiración. Espero que disfrutes leyendo este libro y aprendiendo sobre el equilibrio del yodo.

A mi padre: Nos dejaste demasiado pronto y te echo de menos cada día. Fuiste un hombre increíble y un padre maravilloso. Siempre busco en ti fuerza y guía.

A mi hermano Amit, mi hermana Mousumi, mi cuñado Kingshuk y mis cuñadas Archana y Nandini: Gracias por animarme siempre y creer en lo que escribo.

Gracias a mis editores de Ulysses Press. Ha sido un sueño trabajar con vosotros y estoy muy agradecida por vuestra ayuda y vuestro apoyo durante este viaje literario.

❖ NOTAS ❖

1. B. G. Biban y C. Lichiardopol, «Iodine Deficiency, Still a Global Problem?», *Current Health Sciences Journal*, 43, n.º 2 (2017): 103-111, doi: 10.12865/CHSJ.43.02.01; Kahla Redman *et al.*, «Iodine Deficiency and the Brain: Effects and Mechanisms», *Critical Reviews in Food Science and Nutrition*, 56, n.º 16 (2016): 2695-2713, doi: 10.1080/10408398.2014.922042.
2. National Center for Biotechnology Information, «Iodine», *PubChem*, consultado el 7 de septiembre de 2022, https://pubchem.ncbi.nlm.nih.gov/compound/Iodine#section=Chemical-and-Physical-Properties.
3. National Center for Biotechnology Information, «Iodine».
4. National Center for Biotechnology Information, «Iodine».
5. Laura Sabatino *et al.*, «Deiodinases and the Three Types of Thyroid Hormone Deiodination Reactions», *Endocrinology and Metabolism*, 36, n.º 5 (2021): 952-964, doi: 10.3803/EnM.2021.1198.0.1038/s41574-019-0218-2.
6. Sabatino *et al.*, «Deiodinases and the Three Types of Thyroid Hormone Deiodination Reactions».
7. Angela M. Leung, Lewis E. Braverman y Elizabeth N. Pearce, «History of U.S. Iodine Fortification and Supplementation», *Nutrients*, 4, n.º 11 (2012): 1740-1746, doi: 10.3390/nu4111740.
8. Ahmet S. Can y Anis Rehman, «Goiter», en *StatPearls* (Treasure Island, FL: StatPearls Publishing, 2022).
9. Leung *et al.*, «History of U.S. Iodine Fortification».
10. Asfandyar Khan Niazi *et al.*, «Thyroidology Over the Ages», *Indian Journal of Endocrinology and Metabolism*, 15, n.º 2 (2011): S121-S126, doi: 10.4103/22308210.83347.

11. D. Lydiatt y G. Bucher, «Historical Vignettes of the Thyroid Gland», *Clinical Anatomy*, 24, n.º 1 (2010): 1-9.

12. K. Laios *et al.*, «From Thyroid Cartilage to Thyroid Gland», *Folia Morphologica*, 78, n.º 1 (2019): 171-173, doi: 10.5603/FM.a2018.0059.

13. V. C. Medvei, *A History of Endocrinology* (Lancaster, Inglaterra: MTP Press, 1982), 289-296.

14. Hipócrates, traducido por Francis Adams, *On Airs, Waters, and Places* (Londres: Wyman & Sons, 1881).

15. Sarah E. Naramore, «Making Endemic Goiter an American Disease, 1800-1820», *Journal of the History of Medicine and Allied Science*, 76, n.º 3 (2021): 239-263, doi: 10.1093/jhmas/jrab018.

16. Benjamin Smith Barton, *A Memoir Concerning the Disease of Goitre as It Prevails in Different Parts of North America* (Filadelfia, PA: Way & Groff, 1800).

17. Puedes obtener más información aquí: https://archive.org/details/b30794808/page/2/mode/2up?ref=ol&view=theater.

18. Stefan Slater, «The Discovery of Thyroid Replacement Therapy», *JLL Bulletin: Commentaries on the History of Treatment Evaluation*, jameslindlibrary.org/articles/the-discovery-of-thyroid-replacement-therapy.

19. William M. Ord, «On Myxœdema, a Term Proposed to Be Applied to an Essential Condition in the "Cretinoid" Affection Occasionally Observed in Middle-Aged Women», *Medio-Chiurological Transactions*, 61 (1878): 57-78.5, doi: 10.1177/095952877806100107.

20. Charles H. Mayo y Henry W. Plummer, «The Thyroid Gland», Wellcome Collection, https://wellcomecollection.org/works/r3x9xckc/items?canvas=2.

21. D. Lazaris, F. Laskaratos, y G. Lascaratos, «Surgical Diseases of the Womb According to Aetius of Amida (6th Century A.D.)», *World Journal of Surgery*, 33, n.º 6 (2009): 1310-1317.

22. K. Jang, Rosenfeld J. y A. Di Ieva, «Paulus of Aegina and the

Historical Origins of Spine Surgery», *World Neurosurgery*, 133 (2020): 291-301.

23. Dimitrios Papapostolou *et al.*, «Paul of Aegina (ca 625-690 AD): Operating on All, From Lymph Nodes in the Head and Neck to Visceral Organs in the Abdomen», *Cureus*, 12, n.º 3 (2020): e7287, doi: 10.7759/cureus.7287.

24. Samir S. Amr y Abdelghani Tbakhi, «Abu Al Qasim Al Zahrawi (Albucasis): Pioneer of Modern Surgery», *Annals of Saudi Medicine*, 27, n.º 3 (2007): 220-221, doi: 10.5144/0256-4947.2007.220.

25. I. R. Coindent, *Observations on the Remarkable Effects of Iodine in Bronchocele and Scrophula* (Londres: Paternoster-Row, 1821).

26. Stefan Slater, «The Discovery of Thyroid Replacement Therapy; Part 3: A Complete Transformation», *Journal of the Royal Society of Medicine*, 104, n.º 3 (2011): 100-106, doi: 10.1258/jrsm.2010.10k052.

27. Slater, «The Discovery of Thyroid Replacement Therapy».

28. Howard Markel, «A Grain of Salt», *The Milbank Quarterly*, 92, n.º 3 (2014): 407-412, doi: 10.1111/1468-0009.12064.

29. C. L. Hartsock, «Iodized Salt in the Prevention of Goiter: Is It a Safe Measure for General Use?», *Journal of the American Medical Association*, 86, n.º 18 (1926): 1334-1338, doi: 10.1001/Jama.1926.02670440008005

30. Hartsock, «Iodized Salt».

31. Elizabeth N. Pearce, Maria Andersson y Michael B. Zimmermann, «Global Iodine Nutrition: Nutrition: Where Do We Stand In 2013?», *Thyroid*, 23, n.º 5 (2013): 523-528, doi: 10.1089/thy.2013.0128.

32. Juan WenYen *et al.*, «Comparison of 2 Methods for Estimating the Prevalences of Inadequate and Excessive Iodine Intakes», *The American Journal of Clinical Nutrition*, 104 (2016): 888S-897S, doi: 10.3945/ajcn.115.110346.

33. Pyka B. *et al.*, «Dietary Recommendations for Iodine In-

take—In Search of a Consensus between Cardiologists and Endocrinologists», *Folia Cardiol*, 14 (2019): 161-165.

34. National Institutes of Health (NIH) Office of Dietary Supplements (ODS), «Iodine», https://ods.od.nih.gov/factsheets/Iodine-HealthProfessional, 2022.

35. Organización Mundial de la Salud, Fondo de las Naciones Unidas para la Infancia y Consejo Internacional para el Control de los Trastornos por Carencia de Yodo, *Assessment of Iodine Deficiency Disorders and Monitoring Their Elimination*, 3.ª ed. (Ginebra, Suiza: OMS, 2007).

36. Kathleen L. Caldwell *et al.*, «Iodine Status in Pregnant Women in the National Children's Study and in U.S. Women», *Thyroid*, 23, n.º 8 (2013): 927-937, doi: 10.1089/thy.2013.0012.

37. Kathleen L. Caldwell *et al.*, «Iodine Status».

38. Kathleen L. Caldwell *et al.*, «Iodine Status».

39. H. V. Tran, N. Erskine *et al.*, «Is Low Iodine a Risk Factor for Cardiovascular Disease in Americans Without Thyroid Dysfunction? Findings from NHANES», *Nutrition, Metabolism and Cardiovascular Diseases*, 27, n.º 7 (2017): 651-656.

40. W. Banach *et al.*, «The Association Between Excess Body Mass and Disturbances in Somatic Mineral Levels», *International Journal Molecular Sciences*, 21, n.º 19 (2013): 7306, doi: 10.3390/ijms21197306.

41. H. V. Tran *et al.*, «Is Low Iodine a Risk Factor for Cardiovascular Disease in Americans without Thyroid Dysfunction? Findings from NHANES», *Nutrition Metabolism and Cardiovascular Diseases*, 7 (2017): 651-656, doi: 10.1016/j.numecd.2017.06.001; Albert Lecube, «Iodine Deficiency Is Higher in Morbid Obesity in Comparison with Late After Bariatric Surgery and Non-Obese Women», *Obesity Surgery*, 25, n.º 1 (2015): 85-89, doi: 10.1007/s11695-014-1313-z.

42. K. Lee, D. Shin y W. Song, «Low Urinary Iodine Concentrations Associated with Dyslipidemia in US Adults», *Nutrients*, 8, n.º 3 (2016): 171.

43. Dandan Wang *et al.*, «Associations Between Water Iodine Concentration and the Prevalence of Dyslipidemia in Chinese Adults: A Cross-Sectional Study», *Ecotoxicology Environmental Safety*, 208 (2021): 11682, doi: 10.1016/j.ecoenv.2020.111682; G. Rönnefarth *et al.*, «Euthyroid Goiter in Puberty—A Harmless Illness?», *Klinische Padiatre*, 208, n.º 2 (1996): 77-82, doi: 10.1055/s-2008-1043999; Kyung Won Lee, Dayeon Shin y Won O. Song, «Low Urinary Iodine Concentrations Associated with Dyslipidemia in US Adults», *Nutrients*, 8, n.º 3 (2016): 171, doi: 10.3390/nu8030171.

44. Gregory A. Brent y Anthony P. Weetman, «Chapter 13—Hypothyroidism and Thyroiditis», *Williams Textbook of Endocrinology*, 13.ª ed. (2016): 416-418, doi: 10.1016/B978-0-323-29738-7.00013-7.

45. W. Banach *et al.*, «The Association Between Excess Body Mass and Disturbances in Somatic Mineral Levels».

46. Amir Babiker *et al.*, «The Role of Micronutrients in Thyroid Dysfunction», *Sudanese Journal of Paediatrics*, 20, n.º 1 (2020): 13-19, doi: 10.24911/SJP.106-1587138942.

47. Sheila A. Skeaff, «Iodine Deficiency in Pregnancy: The Effect on Neurodevelopment in the Child», *Nutrients*, 3, n.º 2 (2011): 265-273, doi: 10.3390/nu3020265.

48. Organización Mundial de la Salud, «Urinary Iodine Concentrations for Determining Iodine Status in Populations. Vitamin and Mineral Nutrition Information System», 2013, https://apps.who.int/iris/bitstream/handle/10665/85972/WHO_NMH_NHD_EPG_13.1_eng.pdf; Elizabeth N. Peace *et al.*, «Consequences of Iodine Deficiency and Excess in Pregnant Women: An Overview of Current Knowns and Unknowns», *American Journal of Clinical Nutrition*, 104 (2016): 918S-923S, doi: 10.3945/ajcn.115.110429.

49. Nicole J. E. Verhagen *et al.*, «Iodine Supplementation in Mildly Iodine-Deficient Pregnant Women Does Not Improve Maternal Thyroid Function or Child Development: A Secon-

dary Analysis of a Randomized Controlled Trial», *Frontiers in Endocrinology* (6 de octubre de 2020): 11:572984, doi: 10.3389/fendo.2020.572984.

50. F. Delange, «Iodine Deficiency as a Cause of Brain Damage», *Postgraduate Medical Journal*, 77 (2001): 217-220, doi: 10.1136/pmj.77.906.217.

51. Alison D. Gernand *et al.*, «Micronutrient Deficiencies in Pregnancy Worldwide: Health Effects and Prevention», *Nature Review Endocrinology*, 12, n.º 5 (2016): 274-289, doi: 10.1038/nrendo.2016.37.

52. Lulu L. Sakafu *et al.*, «Thyroid Cancer and Iodine Deficiency Status: A 10-Year Review at a Single Cancer Center in Tanzania», doi: 10.1177/2473974X18777238.

53. Angela M. Leung *et al.*, «Iodine Status and Thyroid Function of Boston-Area Vegetarians and Vegans», *Journal of Clinical Endocrinology*, 96, n.º 8 (2011): E1303-E1307, doi: 10.1210/jc.2011-0256.

54. Iwona Krela-Kaźmierczak *et al.*, «Is There an Ideal Diet to Protect Against Iodine Deficiency?», *Nutrients*, 13, n.º 2 (2020): 513, doi: 10.3390/nu13020513.

55. Cinzia Giordano *et al.*, «Endemic Goiter and Iodine Prophylaxis in Calabria, a Region of Southern Italy: Past and Present», *Nutrients*, 11, n.º 10 (2019): 2428, doi: 10.3390/nu11102428.

56. Organización Mundial de la Salud, «Nutrición: Effects of Iodine Deficiency», OMS (mayo de 2013), https://www.who.int/news-room/questions-and-answers/item/nutrition-effects-of-iodine-deficiency.

57. N. Mervish, A. Pajak *et al.*, «Thyroid Antagonists (Perchlorate, Thiocyanate, and Nitrate) and Childhood Growth in a Longitudinal Study of U.S. Girls», *Environmental Health Perspectives*, 124, n.º 4 (2016): 542-549.

58. Gerhard Eisenbrand y Heinz-Peter Gelbke, «Assessing the Potential Impact on the Thyroid Axis of Environmentally Relevant Food Constituents/Contaminants in Humans»,

Archives of Toxicology, 90 (2016): 1841-1857, doi: 10.1007/s00204016-1735-6; Sun Y. Lee *et al.*, «Urinary Iodine, Perchlorate, and Thiocyanate Concentrations in U.S. Lactating Women», *Thyroid*, 27, n.º 12 (2017): 1574-1581, doi: 10.1089/thy.2017.0158; Craig Steinmaus *et al.*, «Combined Effects of Perchlorate, Thiocyanate, and Iodine on Thyroid Function in the National Health and Nutrition Examination Survey 2007-08», *Environmental Research*, 123 (2013): 17-24, doi: 10.1016/j.envres.2013.01.005; Stellena Mathiaparanam *et al.*, «The Prevalence and Risk Factors Associated with Iodine Deficiency in Canadian Adults», *Nutrients*, 14, n.º 13 (2022): 2570, doi: 10.3390/nu14132570.

59. Kirsten A. Herrick, «Iodine Status and Consumption of Key Iodine Sources in the U.S. Population with Special Attention to Reproductive Age Women», *Nutrients*, 10, n.º 7 (2018): E874, doi: 10.3390/nu10070874.

60. Kirsten A. Herrick, «Iodine Status».

61. Lisa J. Harnack, «Sources of Sodium in US Adults from 3 Geographic Regions», *Circulation*, 135 (2017): 1775-1783, doi: 10.1161/circulationaha.116.024446.

62. Kirsten A. Herrick, «Iodine Status».

63. Gillian E. Cooke, «Hippocampal Volume Is Decreased in Adults with Hypothyroidism», *Thyroid*, 24, n.º 3 (2014): 433-440, doi: 10.1089/thy.2013.0058.

64. Patrick Wainwright y Paul Cook, «The Assessment of Iodine Status-Populations, Individuals and Limitations», *Annals of Clinical Biochemistry: International Journal of Laboratory Medicine*,56,n.º1(2019):7-14,doi:10.1177/0004563218774816; Michael B. Zimmermann, «Methods to Assess Iron and Iodine Status», *British Journal of Nutrition*, 3 (2008): S2-S9, doi: 10.1017/S000711450800679X.

65. Fabian Rohner *et al.*, «Biomarkers of Nutrition for Development—Iodine Review», *The Journal of Nutrition*, 144, n.º 8 (2014): 1322S-1342S, doi: 10.3945/jn.113.181974.

66. Juan WenYen, «Comparison of 2 Methods for Estimating the Prevalences of Inadequate and Excessive Iodine Intakes», *The American Journal of Clinical Nutrition*, 104, n.º 3 (2016): 888S-897S, doi: 10.3945/ajcn.115.110346.

67. Organización Mundial de la Salud, «Urinary Iodine Concentrations for Determining Iodine Status in Populations».

68. Offie Porat Soldin, «Controversies in Urinary Iodine Determinations», *Clinical Biochemistry*, 35, n.º 8 (2002): 575-579, doi: 10.1016/s0009-9120(02)00406-x; Cria G. Perrine *et al.*, «Comparison of Population Iodine Estimates from 24-Hour Urine and Timed-Spot Urine Samples», *Thyroid*, 24, n.º 4 (2014): 748-757, doi: 10.1089/thy.2013.0404.

69. Radhouene Doggui, Myriam El Ati-Hellal, Pierre Traissac y Jalila El Ati, «Pre-analytical Factors Influence Accuracy of Urine Spot Iodine Assessment in Epidemiological Surveys», *Biological Trace Element Research*, 186, n.º 2 (diciembre de 2018): 337-345, doi: 10.1007/s12011-018-1317-y. Epub 26 de marzo de 2018. PMID: 29582222.

70. Institute of Medicine (US) Panel on Micronutrients. «Dietary Reference Intakes for Vitamin A, Vitamin K, Arsenic, Boron, Chromium, Copper, Iodine, Iron, Manganese, Molybdenum, Nickel, Silicon, Vanadium, and Zinc», Institute of Medicine (US) Panel on Micronutrients, Washington (DC): National Academies Press (US); 2001. 8, Yodo. Disponible en: https://www.ncbi.nlm.nih.gov/books/NBK222323.

71. Leslie De Groot, «Management of Thyroid Dysfunction During Pregnancy and Postpartum: An Endocrine Society Clinical Practice Guideline», *The Journal of Clinical Endocrinology and Metabolism*, 97, n.º 8 (2012): 2543-2565, doi: 10.1210/jc.20112803; Erik K. Alexander *et al.*, «2017 Guidelines of the American Thyroid Association for the Diagnosis and Management of Thyroid Disease During Pregnancy and the Postpartum», *Thyroid*, 27, n.º 3 (2017): 315-389, doi: 10.1089/thy.2016.0457; Walter J. Rogan *et al.*, «Iodine Deficiency, Pollutant Chemicals, and the Thyroid: New Informa-

tion on an Old Problem», *Pediatrics*, 133, n.º 6 (2014): 1163-1166, doi: 10.1542/peds.2014-0900.

72. Simone De Leo *et al.*, «Iodine Supplementation in Women During Preconception, Pregnancy, and Lactation: Current Clinical Practice by U.S. Obstetricians and Midwives», *Thyroid*, 27, n.º 3 (2017): 434-439, doi: 10.1089/thy.2016.0227.

73. Yuhan Zhou *et al.*, «Establishment of an Iodine Model for Prevention of Iodine-Excess-Induced Thyroid Dysfunction in Pregnant Women», *Open Life Sciences*, 16, n.º 1 (2021): 1357-1364, doi: 10.1515/biol-2021-0142.

74. Angela M. Leung y Lewis E. Braverman, «Consequences of Excess Iodine», *Nature Reviews Endocrinology*, 10, n.º 3 (2014): 136-142, doi: 10.1038/nrendo.2013.251.

75. Kyung Won Lee *et al.*, «Food Group Intakes as Determinants of Iodine Status among US Adult Population», *Nutrients*, 8, n.º 6 (2016): 325, doi: 10.3390/nu8060325.

76. Institutos Nacionales de la Salud, «Iodine», consultado el 7 de septiembre de 2022, https://ods.od.nih.gov/factsheets/iodine-consumer.

77. Mine Gulaboglu, «Blood and Urine Iodine Levels in Patients with Gastric Cancer», *Biological Trace Element Research*, 113, (2006): 261-271, doi: 10.1385/BTER:113:3:261; Christopher Kim, «The Risk of Second Cancers After Diagnosis of Primary Thyroid Cancer Is Elevated in Thyroid Microcarcinomas», *Thyroid*, 23 (2013): 575-582, doi: 10.1089/thy.2011.0406

78. Kenny Lee *et al.*, «Thyroid Cancer», en *StatPearls* (Treasure Island, FL: StatPearls Publishing, 2022).

79. Michikawa Takehiro *et al.*, «Seaweed Consumption and the Risk of Thyroid Cancer in Women the Japan Public Health Center-Based Prospective Study», *European Journal Cancer Prevention*, 21, n.º 3 (2012): 254-260, doi: 10.1097/CEJ.0b013e32834a8042

80. Ling-Zhi Cao, «The Relationship Between Iodine Intake and the Risk of Thyroid Cancer: A Meta-Analysis», *Medicine (Baltimore)*, 96, n.º 20 (2017): E6734, doi: 10.1097/

MD.0000000000006734; Chaochen Wang *et al.*, «Prospective Study of Seaweed Consumption and Thyroid Cancer Incidence in Women: The Japan Collaborative Cohort Study», *European Journal of Cancer Prevention*, 25, n.° 3 (2016): 239-245, doi: 10.1097/CEJ.0000000000000168.

81. Ling-Zhi Cao, «The Relationship Between Iodine Intake and the Risk of Thyroid Cancer».

82. Jane Teas *et al.*, «Variability of Iodine Content in Common Commercially Available Edible Seaweeds», *Thyroid*, 14, n.° 10 (2004): 836-841, doi: 10.1089/thy.2004.14.836.

83. Natalia Čmiková, «Determination of Antioxidant, Antimicrobial Activity, Heavy Metals and Elements Content of Seaweed Extracts», *Plants (Basel)*, 11, n.° 11 (2022): 1493, doi: 10.3390/plants11111493.

84. Maria Dyah Nur Meinita *et al.*, «Hizikia Fusiformis: Pharmacological and Nutritional Properties», *Foods* 10, no: 1660, doi: 10.3390/foods10071660.

85. Nathan Mise *et al.*, «Hijiki Seaweed Consumption Elevates Levels of Inorganic Arsenic Intake in Japanese Children And Pregnant Women», *Food Additives & Contaminants*, 36, n.° 1 (2019): 84-95, doi: 10.1080/19440049.2018.1562228.

86. Theordore T. Zava y David T. Zava, «Assessment of Japanese Iodine Intake Based on Seaweed Consumption in Japan: A Literature-Based Analysis», *Thyroid Research*, 4, n.° 14 (2011), doi: 10.1186/1756-6614-4-14.

87. Hee Kyung Kim *et al.*, «Usefulness of Iodine/Creatinine Ratio from Spot-Urine Samples to Evaluate the Effectiveness of Low-Iodine Diet Preparation for Radioiodine Therapy», *Clinical Endocrinology*, 73, n.° 1 (2010): 114-118, doi: 10.1111/j.13652265.2009.03774.x.

88. Tingkai Cui *et al.*, «Serum Iodine Is Correlated with Iodine Intake and Thyroid Function in School-Age Children from a Sufficient-to-Excessive Iodine Intake Area», *The Journal of Nutrition*, 149, n.° 6 (2019): 1012-1018, doi: 10.1093/jn/nxy 325.

89. Xing Jin *et al.*, «The Application of Serum Iodine in Assessing Individual Iodine Status», *Clinical Endocrinology*, 87, n.º 6 (2017): 807-814, doi: 10.1111/cen.13421; Wen Chen *et al.*, «Associations Between Iodine Intake, Thyroid Volume, and Goiter Rate in School-Aged Chinese Children from Areas with High Iodine Drinking Water Concentrations», *American Journal of Clinical Nutrition*, 105, n.º 1 (2017): 228-233, doi: 10.3945/ajcn.116.139725.

90. Salvatore Sorrenti *et al.*, «Iodine: Its Role in Thyroid Hormone Biosynthesis and Beyond», *Nutrients*, 3, n.º 12 (2021): 4469, doi: 10.3390/nu13124469.

91. Carmen Aceves *et al.*, «Molecular Iodine Has Extrathyroidal Effects as an Antioxidant, Differentiator, and Immunomodulator», *International Journal of Molecular Sciences*, 22, n.º 3 (2021): 1228, doi: 10.3390/ijms22031228; Carmen Aceves, Brenda Anguiano y Guadalupe Delgado, «The Extrathyronine Actions of Iodine as Antioxidant, Apoptotic, and Differentiation Factor in Various Tissues», *Thyroid*, 23, n.º 8 (2013): 938-946, doi: 10.1089/thy.2012.0579.

92. Andrew W. Caliri, Stella Tommasi y Ahmad Besaratinia, «Relationships Among Smoking, Oxidative Stress, Inflammation, Macromolecular Damage, and Cancer», *Mutation Research. Reviews in Mutation Research*, 787 (2021): 108365, doi: 10.1016/j.mrrev.2021.108365; Gabriele Pizzino *et al.*, «Oxidative Stress: Harms and Benefits for Human Health», *Oxidative Medicine and Cellular Longevity*, n.º 2017 (2017), doi: 10.1155/2017/8416763; Sha Li *et al.*, «The Role of Oxidative Stress and Antioxidants in Liver Diseases», *International Journal of Molecular Sciences*, 16, n.º 11 (2015): 26087-26124, doi: 10.3390/ijms161125942.

93. Rudolf Winkler, «Iodine—A Potential Antioxidant and the Role of Iodine/Iodide in Health and Disease», *Natural Science*, 7, n.º 12 (2015): 548-557, doi: 10.4236/ns.2015.71 2055.

94. Saeed Kargar *et al.*, «Urinary Iodine Concentrations in Cancer Patients», *Asian Pacific Journal of Cancer Prevention*, 18, n.º 3 (2017): 819-821, doi: 10.22034/APJCP.2017.18.3.819; Shaohua He, «Iodine Stimulates Estrogen Receptor Singling and Its Systemic Level Is Increased in Surgical Patients Due to Topical Absorption», *Oncotarget*, 9, n.º 1 (2018): 375-384, doi: 10.18632/oncotarget.2063.

95. Rose Cooper, «Iodine Revisited», *International Wound Journal*, 4, n.º 2 (2007): 124-137, doi: 10.1111/j.1742-481X.2007.00314.x.

96. H. Vermeulen, S. J. Westerbos y D. T. Ubbink, «Benefit and Harm of Iodine in Wound Care: A Systematic Review», *Journal of Hospital Infection*, 76, n.º 3 (2010): 191-199, doi: 10.1016/j.jhin.2010.04.026.

97. Saikat Mitra *et al.*, «Exploring the Immune-Boosting Functions of Vitamins and Minerals as Nutritional Food Bioactive Compounds: A Comprehensive Review», *Molecule*, 27, n.º 2 (2022): 555, doi: 10.3390/molecules27020555.

98. Mahmood Y. Bilal *et al.*, «A Role for Iodide and Thyroglobulin in Modulating the Function of Human Immune Cells. Front Immunol», *Frontiers in Immunology*, 8, n.º 1573 (2017), doi: 10.3389/fimmu.2017.01573.

99. Han Shuwen *et al.*, «Nine Genes Mediate the Therapeutic Effects of Iodine-131 Radiotherapy in Thyroid Carcinoma Patients», *Disease Markers*, 2020 (2020): 9369341, doi: 10.1155/2020/9369341.

100. Robert C. Smallridge *et al.*, «American Thyroid Association Guidelines for Management of Patients with Anaplastic Thyroid Cancer», *Thyroid*, 22, n.º 11 (2022): 1104-1139, doi: 10.1089/thy.2012.0302.

101. Edgar A. Zamora, Swapnil Khare y Sebastiano Cassaro, «Thyroid Nodule», en *StatPearls* (Treasure Island, FL: Stat Pearls Publishing, 2022).

102. Bryan R. Haugen *et al.*, «2015 American Thyroid Association Management Guidelines for Adult Patients with Thyroid Nodules and Differentiated Thyroid Cancer: The American

Thyroid Association Guidelines Task Force on Thyroid Nodules and Differentiated Thyroid Cancer», *Thyroid*, 26, n.º 1 (2016): 1-133, http://doi.org/10.1089/thy.2015.0020.

103. Vera A. Paulson, Erin R. Rudzinski y Douglas S. Hawkins, «Thyroid Cancer in the Pediatric Population», *Genes (Basilea)*, 10, n.º 9 (2019): 723, doi: 10.3390/genes10090723. PMID: 31540418; PMCID: PMC6771006.

104. American Cancer Society, «External Beam Radiation Therapy for Thyroid Cancer», 2019, https://www.cancer.org/cancer/thyroid-cancer/treating/external-beam-radiation.html.

105. Juanjuan Zhang *et al.*, «Ultra-Processed Food Consumption and the Risk of Subclinical Thyroid Dysfunction: A Prospective Cohort Study», *Food Function*, 13, n.º 6 (2022): 3431-3440, doi: 10.1039/d1fo03279h; Christine Baumgartner *et al.*, «Thyroid Function Within the Normal Range, Subclinical Hypothyroidism, and the Risk of Atrial Fibrillation», *Circulation*, 136, n.º 22 (2017): 2100-2116, doi: 10.1161/CIRCULATIONAHA.117.028753.

106. Maria Andersson y Christian P. Braegger, «The Role of Iodine for Thyroid Function in Lactating Women and Infants», *Endocrine Reviews*, 43, n.º 3 (2022): 469-506, doi: 10.1210/endrev/bnab029.

107. Christine Baumgartner *et al.*, «Thyroid Function Within the Normal Range, Subclinical Hypothyroidism, and the Risk of Atrial Fibrillation», Circulation 136, no. 22 (2017): 2100-16, doi: 10.1161/CIRCULATIONAHA.117.028753.

108. Visita https://fdc.nal.usda.gov/ para probar el buscador FoodData Central del USDA.

109. Janet M. Roseland *et al.*, «USDA, FDA, and ODS-NIH Database for the Iodine Content of Common Foods» (2022), https://www.ars.usda.gov/ARSUSERFILES/80400535/DATA/IODINE/IODINE%20DATABASE_RELEASE_2_DOCUMENTATION.PDF.

110. P. R. Trumbo, «FDA Regulations Regarding Iodine Addition to Foods and Labeling of Foods Containing Added Io-

dine», *American Journal of Clinical Nutrition*, 104, sup. n.º 3 (2016): 864S-867S, doi: 10.3945/ajcn.115.110338.

111. Olivia L. van de Reijden, Michael B. Zimmermann y Valeria Galetti, «Iodine in Dairy Milk: Sources, Concentrations and Importance to Human Health», *Best Practice & Research Clinical Endocrinology & Metabolism*, 31, n.º 4 (2017): 385-395, doi: 10.1016/j.beem.2017.10.004; Janet M. Roseland *et al.*, «Large Variability of Iodine Content in Retail Cow's Milk in the U.S.», *Nutrients*, 12, n.º 5 (2020): 1246, doi: 10.3390/nu12051246.

112. W. P. Weiss *et al.*, «Effect of Including Canola Meal and Supplemental Iodine in Diets of Dairy Cows on Short-Term Changes in Iodine Concentrations in Milk», *Journal of Dairy Science*, 98, n.º 7 (2015): 4841-4849, doi: 10.3168/jds.2014-9209.

113. Kyun Won Lee *et al.*, «Changes in Iodine Status Among US Adults, 2001-2012», *International Journal of Food Sciences and Nutrition*, 67, n.º 2 (2016): 184-194, doi: 10.3109/09637486.2016.1144717.

114. Peter Felker, Ronald Bunch y Angela M. Leung, «Concentrations of Thiocyanate and Goitrin in Human Plasma, Their Precursor Concentrations in Brassica Vegetables, and Associated Potential Risk for Hypothyroidism», *Nutrition Reviews*, 74, n.º 4 (2016): 248-258, doi: 10.1093/nutrit/nuv110; Ahmad Faizal Abdull Razis y Noramaliza Mohd Noor, «Cruciferous Vegetables: Dietary Phytochemicals for Cancer Prevention», *Asian Pacific Journal of Cancer Prevention*, 14, n.º 3 (2013): 1565-1570, doi: 10.7314/apjcp.2013.14.3.1565; Michael Kob, «Cruciferous Vegetables and the Thyroid Gland: Friends or Foes?», *Complementary Medical Research*, 25, n.º 1 (2018), doi: 10.1159/000488417.

115. Michael Chu y Terry F. Seltzer, «Myxedema Coma Induced by Ingestion of Raw Bok Choy», *The New England Journal of Medicine*, 362, n.º 20 (2010): 1945-1946, doi: 10.1056/NEJMc0911005.

116. Christopher R. D'Adam y Azieie Sahin, «Soy Foods and Supplementation: A Review of Commonly Perceived Health Benefits and Risks», *Alternative Therapies in Health and Medicine*, 20, n.º 1 (2014): 39-51, PMID: 24473985.

117. Administración de Alimentos y Medicamentos, «FDA Total Diet Study (TDS)», FDA.gov, https://www.fda.gov/food/science-research-food/total-diet-study; Abby G. Ershow *et al.*, «Development of Databases on Iodine in Foods and Dietary Supplements», *Nutrients*, 10, n.º 1 (2018): 100, doi: 10.3390/nu10010100.

118. Victor R. Preedy, Gerard N. Burrow y Ronald Watson (eds.), *Comprehensive Handbook of Iodine: Nutritional, Biochemical, Pathological and Therapeutic Aspects*. Cambridge, MA: Academic Press, 2009; M Krajcovicová-Kudláčková *et al.*, «Iodine Deficiency in Vegetarians and Vegans», *Annals of Nutrition and Metabolism*, 47, n.º 5 (2003): 183-185, doi: 10.1159/000070483. PMID: 12748410.

119. Elizabeth R. Eveleigh *et al.*, «Vegans, Vegetarians, and Omnivores: How Does Dietary Choice Influence Iodine Intake? A Systematic Review», *Nutrients*, 12, n.º 6 (mayo de 2020): 1606, doi: 10.3390/nu12061606. PMID: 32486114; PMCID: PMC7352501.

120. Martin Světnička y Eva El-Lababidi, «Problematics of Iodine Saturation Among Children on the Vegan Diet», *Casopis Lékaru Ceskjch (Revista de los Médicos Checos)*, 160, n.º 6 (2021): 237-241, inglés, PMID: 35045716.

121. Margaret P. Rayman, «Multiple Nutritional Factors and Thyroid Disease, with Particular Reference to Autoimmune Thyroid Disease», *The Proceedings of Nutrition Society*, 78, n.º 1 (2019): 34-44, doi: 10.1017/S0029665118001192.

122. Edoardo Guastamacchia *et al.*, «Selenium and Iodine in Autoimmune Thyroiditis», *Endocrine, Metabolic & Immune Disorders Drug Targets*, 15, n.º 4 (2015): 288-292, doi: 10.2174/1871530315666150619094242.